RÉSULTATS

DONNÉS PAR

L'EMPLOI COMBINÉ DE LA MÉTHODE ANTISEPTIQUE

ET

DU DRAINAGE ARTICULAIRE

DANS LES PLAIES LARGES DES ARTICULATIONS

PAR LE

Dr DEVILLEBICHOT

LYON

IMPRIMERIE DU SALUT PUBLIC

33, RUE DE LA RÉPUBLIQUE, 33

1888

THESE POUR LE DOCTORAT

RÉSULTATS

DONNÉS PAR

L'EMPLOI COMBINÉ DE LA MÉTHODE ANTISEPTIQUE

ET

DU DRAINAGE ARTICULAIRE

DANS LES PLAIES LARGES DES ARTICULATIONS

PAR LE

Dr DEVILLEBICHOT

LYON

IMPRIMERIE DU SALUT PUBLIC

33, RUE DE LA RÉPUBLIQUE, 33

1888

AVANT-PROPOS

En lisant le titre de notre thèse inaugurale, le lecteur non prévenu pourrait s'attendre à y trouver des opinions personnelles et résultant de notre propre expérience. Tel n'a pas été notre but. Le mode de traitement des plaies articulaires par l'emploi combiné de la méthode antiseptique et du drainage n'est pas chose nouvelle, et son application, on peut le dire, est à peu près partout mise en usage aujourd'hui. Dans notre travail qui est surtout un travail d'ensemble, sans insister sur ce fait qu'il faut beaucoup revenir du pronostic si grave porté jadis sur les plaies ouvertes des articulations, nous avons voulu par quelques observations dont les unes ont été recueillies par nous et dont les autres nous ont été communiquées confirmer ce fait que toute jointure qui est le

siège de suppuration n'est pas fatalement vouée à
l'ankylose, et que ce mode de guérison n'est pas lié
à la durée plus ou moins longue du séjour des drains
dans l'articulation ouverte. On pourra voir en effet
que, dans le plus grand nombre des cas que nous rapportons, les malades ont bénéficié de la conservation
d'un membre utile c'est-à-dire pouvant exécuter des
mouvements plus ou moins étendus. Un point sur
lequel nous avons insisté est l'exposé de la technique
du drainage pour chaque articulation en particulier.

Avant de commencer notre travail, qu'il nous soit
permis de remercier M. Chandelux qui nous en a sug-
géré l'idée et qui, nous aidant de ses conseils, nous a
puissamment aidé à l'amener à bonne fin.

Monsieur le professeur Ollier qui a bien voulu nous
faire l'honneur d'en accepter la présidence a droit à
toute notre reconnaissance. Nous profitons de cette
circonstance pour le remercier du bienveillant intérêt
qu'il nous a toujours porté durant le cours de nos
études.

Que MM. Fayard et Dore qui nous ont aidé dans
la traduction des auteurs anglais et allemands que
nous avons dû consulter reçoivent aussi l'expression
de nos remerciements.

DIVISION DU SUJET

Notre travail comprendra quatre chapitres.

Dans le premier, résumant l'opinion des auteurs anciens sur les plaies articulaires, nous ferons voir leur gravité toute particulière avant l'apparition de la méthode antiseptique. Nous indiquerons en même temps les procédés mis en usage pour prévenir les accidents qui en étaient si souvent la conséquence et pour les combattre dans les cas où malgré tout ils s'étaient produits.

Notre second chapitre sera consacré à l'exposé du drainage chirurgical, tel que l'avait institué Chassaignac, et nous envisagerons les résultats obtenus par les chirurgiens de cette époque dans le cas de plaies ouvertes des articulations. Nous résumerons égaleme n dans ce chapitre la méthode antiseptique telle que l'avait formulée Lister.

Dans notre troisième chapitre, nous passerons en revue les plaies pénétrantes de chaque jointure ne particulier. Nous donnerons pour chacune d'elles la manière dont doit être établi le drainage, puis, prenant en considération les observations que nous avons recueillies ou qui nous ont été communiquées, nous nous efforcerons de démontrer les avantages que le chirurgien peut retirer de l'emploi combiné de la méthode antiseptique et du drainage articulaire.

Enfin, dans notre dernier chapitre, nous énumérerons les conclusions qui nous paraissent résulter de notre travail.

CHAPITRE PREMIER

DES PLAIES PENÉTRANTES DES ARTICULATIONS
AVANT L'ANTISEPSIE

Les plaies pénétrantes des articulations s'observent surtout dans les jointures superficielles : le genou, le coude, le poignet et le coude-pied sont fréquemment le siège d'ouvertures articulaires. Cependant, on les a quelquefois observées en des points où la jointure est protégée par des muscles épais, à l'épaule par exemple : c'est l'exception. Souvent ces sortes de plaies sont produites par des instruments piquants et tranchants ; plus souvent encore, elles sont de l'ordre des plaies contuses et résultent, soit du choc d'un corps lourd et résistant, soit d'une chute d'un lieu élevé ayant déterminé des fractures ou des luxations compliquées, soit encore du passage d'un corps pesant tel que roue de voiture, roue de wagon, sur l'un des membres. D'autres fois enfin, elles sont la conséquence de pénétration des jointures par des projectiles de guerre.

Depuis les temps les plus reculés, les chirurgiens avaient reconnu la gravité toute particulière de ces sortes de plaies, et les accidents déplorables qui en étaient la conséquence expliquent suffisamment pourquoi l'arthrotomie, opération devenue si bénigne depuis l'emploi de la méthode antiseptique, a été si longue à s'implanter dans le domaine de la pratique chirurgicale. Avant l'apparition de cette méthode, en effet, les chirurgiens, témoins oculaires des suites fâcheuses des plaies articulaires accidentelles, se gardaient bien d'ouvrir une jointure de quelque importance, par crainte de provoquer les accidents qu'ils avaient si souvent à déplorer et tant de peine à combattre. Il suffit, du reste, de consulter les auteurs mêmes modernes qui se sont occupés de la question, pour se convaincre que l'opinion émise par les anciens chirurgiens n'a pas varié, et qu'avant la généralisation des procédés antiseptiques, le pronostic des plaies articulaires était toujours aussi grave qu'autrefois.

Dans ses éléments de Pathologie générale (t. I , p. 593), Sanson en parlant des plaies ouvertes des articulations, s'exprime en ces termes : « Difficile à faire rétrograder lorsqu'il ne fait que commencer, le mal devient presque impossible à arrêter quand la suppuration est établie ; non-seulement il n'est plus permis

alors d'espérer qu'une guérison rare, mais en général
accompagnée de soudures articulaires. » Et plus loin,
à propos de l'arthrite traumatique : « Le pus formé
dans l'article, érode les cartilage et finit par entraîner
la carie des extrémités spongieuses de l'os ; quelquefois il se fait jour dans le tissu cellulaire voisin et
forme des clapiers plus ou moins nombreux et étendus au fond desquels il s'accumule et se décompose.
Les jours du malade sont alors doublement compro-
mis et par l'abondance de la suppuration et par les
effets de résorption : l'ankylose est inévitable ».

L'opinion émise par Béjin (Dictionnaire de médecine pratique) est analogue : « Dans les cas les plus
heureux et les plus rares, dit-il, la sécrétion purulente diminue graduellement ; de toutes les parties de
l'enceinte articulaire, de la synoviale, aussi bien que
des cartilages, s'élèvent des bourgeons cellulaires et
vasculaires qui se rapprochent, se confondent, oblitè-
rent la cavité de la jointure et réunissent les parties
contiguës par de solides adhérences. »

Pour Velpeau, le moins qu'il puisse arriver lorsque
la suppuration de l'article a été la conséquence de
l'ouverture d'une articulation, est une ankylose irré-
médiable. Dans quelques cas plus heureux mais plus
rares, on peut voir les foyers se tarir en partie, les
accident généraux se calmer, la maladie se circons-
crire et laisser au chirurgien la possibilité de l'empor-
ter toute entière en pratiquant l'amputation du membre, ou l'excision de la jointure.

En 1845, parut le Traité des maladies articulaires de Bonnet. Le chirurgien lyonnais n'est pas moins affirmatif sur la gravité du pronostic à porter dans les cas de plaies accompagnées d'ouverture d'articulation. Il conclut à ce propos, qu'il est toujours à craindre qu'une amputation devienne nécessaire, et que dans les circonstances les plus favorables, si c'est une grande articulation qui est affectée, la guérison ne peut être obtenue qu'après un an ou deux, toujours au prix d'une ankylose.

Vidal de Cassis et les auteurs du Compendium de chirurgie émettent une opinion de tout point analogue à celle des chirurgiens précités, et admettent que lors de suppuration d'une jointure consécutive à une plaie pénétrante, les jours du malade sont directement menacés et que la guérison ne peut s'obtenir que par ankylose. Encore le fait est-il rare, et faut-il que le malade puisse fournir les frais d'une réparation et ne succombe pas à la résorption purulente.

Quant aux causes incriminées pour expliquer les accidents redoutables dont était menacée toute personne porteur de plaie articulaire intéressant une articulation importante, elles ont varié selon les époques et les auteurs.

Ambroise Paré résumant l'opinion des chirurgiens qui l'ont précédé pense que les plaies articulaires sont graves par suite des lésions des nerfs nombreux qui se rendent aux ligaments et aux aponévroses membraneuses des articulations.

Hunter croyait que tous les accidents étaient dus à la tendance qu'avait l'articulation à suppurer : la suppuration empêchait la réunion par première intention, entraînait la perte de la vitalité des parties et les faisait tomber en gangrène.

Bell et après lui Philippe Boyer attribuaient tout le danger des plaies articulaires à la pénétration de l'air dans l'articulation ouverte ; mais, tandis que le premier pensait que les accidents étaient produits par l'irritation des nerfs de la jointure, le second croyait qu'on devait les imputer à l'irritation de la plaie par les pansements.

L'opinion de Boyer fit autorité jusqu'en 1840, et à cette époque Jules Guérin confirma que l'air devait être incriminé avec raison comme l'agent nuisible modifiant la nature des plaies articulaires. A cet effet, il ouvrit à l'abri du contact de l'air les articulations d'un certain nombre de jeunes chiens ; les plaies qui en résultèrent guérirent facilement et sans suppuration. Ces faits sont rapportés dans la Gazette médicale de Paris 1840.

En 1865, Panas prétendait que les plaies articulaires présentent au début d'autant moins de danger que l'articulation intéressée est plus petite et placée en un point plus déclive, l'air n'ayant pas autant de tendance à y pénétrer.

Quelques années plus tard, M. le professeur Ollier attribuait la gravité des plaies qui nous occupent au développement de l'arthrite consécutive.

Les recherches modernes ont démontré l'exactitude des vues de Bell et Boyer ; mais d'autre part nous savons aujourd'hui que la suppuration d'une articulation peut être due aux germes pathogènes déposés sur la plaie directement par les substances qui viennent la souiller au moment de l'accident.

Au point de vue du traitement employé, la méthode a varié avec les époques et selon les auteurs ; elle a varié aussi selon qu'on avait affaire à une plaie infectée ou non. Dans le premier cas on s'efforçait de combattre la suppuration consécutive à l'infection, dans la deuxième on cherchait à la prévenir.

Hippocrate (*Œuvres complètes*, trad. Littré 1841) dans le but d'éviter la suppuration de l'articulation lésée recommandait un traitement local consistant dans l'application de compresses imbibées de vin sur la plaie.

Celse est plus radical et conseille de recourir immédiatement à l'amputation, car la gangrène peut être la conséquence de la non-intervention.

Gui de Chaulliac dans les plaies articulaires recommande la suture des lèvres de la plaie après l'avoir préalablement lavée, et insiste sur la nécessité d'immobiliser le membre en ayant soin de laisser les points de suture à découvert de façon à pouvoir faire des applications de compresses imbibées de blanc d'œuf et de vin chaud.

Boyer prescrit une bonne position et l'immobilisa-

tion du membre combinées à une compression modérée après réunion des bords de la plaie.

Larrey conseille de faire évacuer par une légère
pression exercée sur le pourtour de l'articulation lésée
les liquides épanchés dans l'intérieur de la capsule. Il
est formel sur la nécessité après réunion des lèvres de
la plaie au moyen d'agglutinatifs, de placer le membre dans un bandage inamovible et dans une position
en rapport avec l'usage que le malade en devra faire
ultérieurement au cas où la guérison ne serait obtenue
qu'au prix d'une ankylose.

Legouest dans son Traité de chirurgie des armées,
professe la même doctrine.

Bonnet après avoir passé en revue les différents
moyens de traitements employés propose une méthode
consistant dans l'emploi simultané de lavages, de
l'immobilisation, de la réunion immédiate et des réfri-
gérants.

A Lyon, où depuis Bonnet on s'est beaucoup
occupé des maladies des articulations, bien avant
l'apparition de la méthode antiseptique, on se conten-
tait après avoir lavé la plaie de faire un pansement
occlusif et d'immobiliser le membre en bonne position.
Un certain nombre de malades avaient par ce moyen
bénéficié de la conservation d'un membre le plus
souvent ankylosé.

Malheureusement, tous ces moyens étaient fréquemment insuffisants, et malgré tous les soins pris pour

éviter la suppuration, celle-ci ne tardait pas à se produire surtout si la plaie intéressait une grande articulation telle que le genou ou le coude. Dans ce cas, quelques chirurgiens suivant les préceptes posés dès le XVIIe siècle par César Magatus, ouvraient largement la jointure, évacuaient le pus qu'elle contenait, et après lavages de son intérieur immobilisaient convenablement le membre. Quelquefois, ils obtenaient l'ankylose, c'était là un mode de guérison rare et ne se produisant qu'après de longs mois durant lesquels les jours du malade étaient directement menacés. Aussi la grande majorité des chirurgiens plutôt que de mettre en jeu la vie de leurs malades se décidaient pour l'amputation immédiate. Ils la pratiquaient, on peut le dire, d'une manière systématique, les mots « Plaies articulaires » étant pour eux synonymes de mort à bref délai par résorption purulente en cas de non-intervention ou d'intervention tardive.

Toutefois, cette manière de faire n'était pas adoptée par tous les chirurgiens, et parmi eux, quelquesuns se rappellant les cas de MM. Baizeau et Monteil rapportés dans le Bulletin de la Société de chirurgie, préféraient à l'amputation radicale les tentatives de conservation du membre. La thèse de Couste (Paris 1863) montre que certains chirurgiens ne considéraient pas les fractures de la rotule compliquées d'ouvertures articulaires comme nécessitant fatalement l'amputation ; et en 1866, Thomassin rapportait dans sa thèse une observation intéressante au point de vue des résultats qu'on pouvait espérer de la chirurgie conservatrice.

Quoi qu'il en soit, à la suite d'une discussion soulevée à la Société de chirurgie au mois de mars 1868 au sujet de la conduite à tenir en présence des accidents graves qui accompagnent souvent les plaies articulaires, les avis furent partagés.

Les uns avec Verneuil étaient partisans de la résection des surfaces articulaires, résection préventive proposée dès 1865 par M. Ollier.

D'autres avec Chassaignac et Guérin préféraient le drainage.

D'autres, prenant en considération les observations de Blot et Monot, rapportées dans le *Bulletin de la Société de chirurgie*, émettaient l'avis que très-souvent les seuls efforts de la nature suffisaient à amener la guérison, sans résection, ni drainage, et recommandaient l'expectation.

D'autres enfin, et c'était la majorité, reconnaissant qu'il est difficile d'ériger un précepte applicable à tous les cas, pensaient qu'il fallait tenir compte du degré de traumatisme de l'articulation ouverte et de la constitution du sujet malade. Ils admettaient cependant que la résection articulaire était le dernier moyen à employer et qu'on ne devait y avoir recours qu'après avoir épuisé tous les autres.

Telle était la gravité des plaies avant l'apparition

de la méthode antiseptique et tels étaient les moyens employés pour remédier aux accidents qui en étaient la conséquence presque fatale. Par suite de l'application des procédés antiseptiques, ces plaies ont perdu aujourd'hui beaucoup de leur gravité et les chirurgiens qui pratiquaient l'amputation devenue indispensable pour sauver la vie des malades se montrent de plus en plus partisans de la chirurgie conservatrice.

CHAPITRE II.

DU DRAINAGE CHIRURGICAL

C'est en 1855, que le drainage fut introduit pour la première fois dans la pratique chirurgicale, par Chassaignac, dans le but d'assurer un écoulement libre et permanent du pus dans les cas de suppuration. Dès longtemps avant lui, on avait reconnu que le séjour d'un liquide purulent dans les plaies et dans les cavités naturelles, était non-seulement un obstacle à la cicatrisation, mais encore la source d'accidents graves au point que la mort en pouvait être la conséquence. Aussi, bien avant Chassaignac, certains chirurgiens avaient songé par de larges débridements à donner issue au pus de toute collection purulente, et s'étaient efforcés au moyen de mèches et de sétons introduits entre les lèvres de la plaie artificiellement

produite, de permettre un libre écoulement du pus
au dehors.

On le voit, l'idée du drainage et même sa pratique
n'étaient pas chose nouvelle ; malgré cela, on peut
considérer Chassaignac comme en étant l'inventeur,
parce que, le premier, il a reconnu tout ce qu'avaient
de défectueux les procédés mis en usage par ses
devanciers et parce que, le premier aussi, il posa les
règles permettant à tout foyer purulent d'être évacué
librement. Les mèches, les sétons employés autrefois,
étaient en effet insuffisants à permettre cette évacuation:
les substances dont ils étaient composés, en contact
permanent avec le pus ne tardaient pas à se gonfler
et à oblitérer le canal par lequel celui-ci devait trouver une issue ; de là, phénomène de rétention. D'autres fois l'écoulement du pus se faisait mal, soit qu'il
n'y eût qu'un seul orifice là où il en eût fallu plusieurs,
soit qu'un orifice suffisamment large au début se fût
rétréci ultérieurement à la suite d'une longue suppuration.

Chassaignac étudia avec soin les causes qui pouvaient rendre impossible ou insuffisante l'évacuation
de toute collection purulente, se proposant d'y rémé-
dier. Il reconnut que les obstacles à l'écoulement du
pus sont multiples. Tantôt cette difficulté d'écoulement résulte de ce que, soit par le fait de la résorption de sa partie liquide, soit par suite de son évapo-
ration, le pus perd sa fluidité et se concrète sur les

parois des conduits chargés de l'amener au-dehors.
Tantôt, la lymphe plastique se coagulant facilement
au niveau de l'orifice du canal au contact de l'air,
réduit les dimensions de cet orifice par dépôt de croû-
tes plus ou moins abondantes. Un caillot sanguin
obturant le conduit évacuateur, le défaut du parallélisme entre l'ouverture des parties superficielles et
celle des parties profondes, la sinuosité du trajet
purulent, enfin la position déclive ou en contre-bas du
foyer de suppuration sont autant de causes rendant
l'évacuation du pus difficile. Une autre cause non
moins importante et qui n'avait pas échappé à Chassaignac est l'état de contact permanent du canal et
du foyer de suppuration avec les substances dont
étaient formés les sétons et les mèches mis en usage,
lesquelles chargées du produit à éliminer déterminaient
une irritation continuelle des tissus.

Connaissant tout à la fois les causes qui rendent
l'évacuation du pus difficile, et n'ignorant pas les
conséquences fâcheuses qui pouvaient en résulter,
Chassaignac y remédia par le drainage dont il posa
des règles si précises que, sauf quelques légères
modifications, ces règles n'ont pas changé aujour-
d'hui.

A l'effet de vider toute collection purulente et de
mettre l'organisme à l'abri des productions morbides
qui s'y étaient développées, il établit des canaux arti-
ficiels, souples, inaltérables et inoffensifs pour les

tissus vivants. Ces canaux consistaient en des cylin-
dres de caoutchouc vulcanisé creux, portant sur toute
leur longueur des ouvertures latérales, dans lesquelles
le pus venait s'engager, pour être ensuite rejeté au
dehors.

Le volume des tubes employés était variable selon
les exigences de la collection purulente qu'on voulait
évacuer. Les drains étaient introduits au moyen d'un
trocart courbe auquel Chassaignac reconnaissait sur
le bistouri l'avantage de séparer les éléments des
tissus les uns des autres sans les sectionner. La collection purulente était perforée de part en part, et le
drain la traversait dans toute sa longueur. Chacune
de ses extrémités sortant par les ouvertures produites
au moment du passage du trocart était munie d'un
fil destiné à immobiliser le tube de caouchouc.

Quant au nombre des tubes introduits, il variait
également selon la cavité purulente, et selon la quantité de pus à éliminer. Chassaignac, dans son Traité
de la suppuration, cite le cas d'un malade chez lequel
il avait établit quatorze anses à drainage, placées à la
fois en des points divers, et qui avait fini par guérir
des suppurations multiples dont il était porteur.

Consécutivement à l'introduction des tubes à drainage, Chassaignac appliquait toujours un pansement
occlusif, constitué par un cataplasme, du taffetas
gommé ou autres substances analogues.

La durée de séjour était subordonnée à diverses

conditions relatives ; les unes, relatives à la nature de l'abcès, les autres à son étendue. Dans le cas de suppuration chronique, le séjour du drain peut, sans inconvénient aucun, être prolongé quelques mois de plus ; dans les vastes collections purulentes, les drains n'étaient enlevés que lorsque la quantité de pus était devenue très-minime. Toutefois, et Chassaignac insiste sur ce point, il ne faut pas trop se hâter, car on a vu la suppuration se reproduire à la suite d'ablation prématurée des tubes à drainage.

A chaque pansement, les drains étaient lavés au moyen d'injections d'eau poussées dans leur intérieur. Au fur et à mesure que le foyer purulent se vidait, on avait soin d'en réduire la longueur ; de cette manière, on n'empêchait pas le travail de réparation.

Telles sont, succinctement résumées, les règles posées par Chassaignac ; elles ont peu varié et l'on peut dire qu'aujourd'hui encore la majorité des chirurgiens qui pratiquent le drainage le font comme le faisait Chassaignac lui-même.

Quant au traitement employé vis à vis des plaies pénétrantes des articulations il était le suivant. S'il s'agissait d'articulations peu importantes comme celles des doigts, des métacarpiens ou des orteils, on avait alors affaire à un cas relativement bénin, on s'abstenait de drainer, on lavait soigneusement la plaie, on pansait par occlusion et on immobilisait le membre dans une bonne position. Le malade guérissait tantôt avec ankylose si l'ouverture de l'articulation était large ou même avec conservation des mouvements si elle était étroite ou résultait d'une piqûre. Chassaignac rapporte plusieurs cas traités de cette façon et dans lesquels les malades avaient conservé tous les mouvements de la jointure. Rarement dans des cas semblables l'état général du sujet était altéré consécutivement à moins qu'il ne survint une complication telle que suppuration des gaînes tendineuses ou de la paume de la main dans lequel cas on amputait immédiatement.

S'il s'agissait de collection purulente développée spontanément dans une grande articulation ou consécutive à l'ouverture accidentelle de l'une d'elles, le pronostic était d'autant plus grave que la jointure était plus largement ouverte et que la synoviale était plus étendue. L'arthrite résultant de la pénétration articulaire avait alors un champ d'évolution plus vaste. Dans ces cas, on lavait la plaie à plusieurs reprises, on drainait la jointure aussi complètement que possible, et comme précédemment après pansement occlusif on immobilisait le membre.

Au moyen de ce mode de traitement, Chassaignac avait parfois obtenu des résultats assez satisfaisants. Dans des cas d'arthrites suppurées d'origine rhumatismale, blennorrhagique et puerpérale, un certain nombre de ses malades avaient guéri le plus souvent avec ankylose, mais les résultats donnés par le drai-

nage avait été moins bons lors d'arthrites traumatiques, et souvent l'amputation avait dû être pratiquée
secondairement pour éviter la mort du malade.

Enfin, si les plaies articulaires se présentaient avec
un caractère de gravité particulier, si elles étaient
accompagnées de luxations ou de fractures, ou si
elles étaient la conséquence de coups de feu dans la
jointure, les chirurgiens rejetaient alors toute tentative de conservation et s'occupant avant tout de
sauver la vie du malade se décidaient pour l'amputation immédiate ou la résection articulaire. Encore
cette dernière opération donnait-elle de tristes résultats au point que fréquemment l'amputation secon-
daire devait être pratiquée dans la suite.

On le voit, l'introduction du drainage dans la pratique chirurgicale par Chassaignac avait eu pour effet
en permettant l'évacuation rapide de collection purulente, de hâter la guérison, de certaines plaies. Certaines arthrites suppurées primitivement, développées
dans les jointures avaient guéri le plus souvent par
ankylose, mais dans le cas d'arthrites traumatiques
consécutives à des plaies articulaires, le drainage avait
été insuffisant à enrayer les progrès de la septicémie
et les malades souvent n'avaient dû leur salut qu'à
l'amputation pratiquée secondairement. Aussi après
avoir été quelque temps mise en usage, la méthode
de Chassaignac malgré ses avantages indéniables, ne
fut plus pratiquée que par un petit nombre de chirur-

giens, et l'on peut dire que c'est Lister qui a réhabilité le drainage en montrant tous les avantages qu'on pouvait en retirer en l'associant à une nouvelle méthode de pansements, je veux dire la méthode antiseptique.

EXPOSÉ DE LA MÉTHODE DE LISTER. — SUPPRESSION DES COMPLICATIONS DES PLAIES PAR L'ANTISEPSIE.

Le nom de méthode antiseptique a été donné par Lister à un traitement particulier des plaies fondé sur certains principes définis et qu'il employa pour la première fois en 1865. Etant professeur à l'université de Glascow, il avait été vivement frappé des résultats déplorables qu'entraîne l'écoulement purulent auquel les plaies donnent naissance au bout d'un temps variable lorsqu'elles sont en contact avec certaines particules venues du monde extérieur ou avec l'air, aussi essaya-t-il de diminuer les chances de suppuration. Longtemps ses tentatives furent infructueuses, et ce ne fut qu'après les recherches de Pasteur qu'il aboutit à de sérieux résultats. Devenu un adepte de la théorie de cet illustre expérimentateur, il en répéta lui-même les expériences qui lui donnèrent la confirmation de la théorie des germes existant normalement dans l'atmosphère, leur influence sur les fermentations, et il en conclut que, du jour où l'on pourrait supprimer la suppuration des plaies, on verrait du même coup dis-paraître toutes les affections dites septicémiques.

Pour arriver à ce résultat, il fallait empêcher le contact des plaies avec tous les agents susceptibles de produire la suppuration, c'est-à-dire avec les particules nuisibles du monde extérieur, d'une part, et aussi avec l'air ambiant : c'est là la méthode aseptique. D'autre part, comme souvent la suppuration pouvait s'être produite avant que le chirurgien n'eût pu intervenir, il fallait, dans ce cas combattre les éléments perturbateurs, cause de production du pus, en les attaquant directement, puisque on n'avait pu prévenir leur action sur les tissus : c'est là la méthode antiseptique.

Mais avant d'empêcher la suppuration de se produire, en éloignant du contact des plaies tous les agents qui pouvaient la déterminer, et avant de s'efforcer d'en anihiler les effets, quand, malgré tout, elle s'était produite, Lister étudia avec soin toutes les causes susceptibles d'amener la purulence des plaies. De ses recherches, il conclut qu'en dehors de l'action des agents du monde extérieur et de l'air qui, il faut le reconnaître, ont un rôle prépondérant, deux autres circonstances favorisent la production du pus : l'excès de tension des liquides épanchés dans les tissus vivants et l'irritation de ces mêmes tissus, qu'elle fut directe ou indirecte.

Le but à poursuivre était donc triple, et la méthode de Lister peut se résumer en ces trois formules :

a. Empêcher le contact des plaies avec toutes les causes susceptibles de produire la suppuration ;

b. Prévenir l'excès de tension dans les tissus ;

c. Eviter toute cause d'irritation du processus de réparation.

Pour atteindre le premier but, Lister comprit qu'il était indispensable que tout ce qui devait venir en contact avec la plaie fut purifié et débarrassé de toutes les souillures et de tous les germes qui pouvaient s'y rencontrer. L'agent purificateur qu'il choisit est l'acide phénique ou carbolique dont il employait deux solutions : l'une, solution forte à 5 grammes d'acide pour 100 grammes d'eau ; l'autre, solution faible à 2 grammes 50 pour 100 grammes d'eau.

Avant l'opération, les instruments étaient plongés dans la solution forte ; les éponges, passées à l'eau bouillante, étaient maintenues plusieurs jours avant qu'on en fît usage dans cette même solution. Le champ opératoire était débarrassé de toutes les particules qui pouvaient s'y trouver, et susceptibles de provoquer ultérieurement la suppuration. A cet effet, la région était nettoyée au savon, rasée s'il était nécessaire, lavée avec un peu d'éther destiné à enlever les produits sébacés, et enfin lavée à nouveau avec la solution phéniquée forte. L'opérateur et les aides qui voulaient prêter leur concours au chirurgien ne devaient s'approcher du malade qu'après s'être soigneusement désinfectés par des lavages rigoureux avec la solution faible. Ils devaient prendre les mêmes précautions et se laver les mains à nouveau, si, dans le cours de l'opération, ils avaient touché quelque objet souillé ou susceptible de renfermer des germes.

Pendant l'opération, Lister transformait la nature de l'air de la salle où il opérait. Il créait, au moyen du spray, une atmosphère nouvelle constituée par des vapeurs phéniquées amenées au-dessus du champ opératoire. Nous devons dire que beaucoup de chirurgiens, aujourd'hui, ont abandonné le spray. Pour eux, la quantité d'acide phénique, ainsi mélangé à l'air par les vapeurs, est insuffisante pour frapper de mort les germes qui y sont contenus. Pour eux aussi, ces mêmes vapeurs entraînent avec elles les poussières atmosphériques, et viennent les déposer sur la plaie avec les gouttelettes liquides provenant de leur condensation. Aussi, ces mêmes chirurgiens sont-ils d'avis d'employer le spray pendant une heure ou deux avant l'opération, et de procéder au lavage complet du lit et de la salle où doit être opéré le malade, lorsque la rosée formée par les vapeurs, entraînant mécaniquement avec elle les germes atmosphériques, s'est déposée sur les différents objets de la salle d'opération.

Après l'opération, la plaie était recouverte d'un pansement particulier, dit pansement de Lister, cons-

titué par du protective appliqué directement sur la
plaie après avoir été trempé dans la solution phéniquée
forte, par de la gaze phéniquée et du makintosh. Ce
dernier, par suite de son imperméabilité, ne permet-
tait pas aux vapeurs phéniquées résultant de la vola-
tilisation de l'acide dont la gaze était imprégnée de
s'échapper au dehors, de sorte que la plaie était
entourée d'une atmosphère phéniquée.

A l'excès de tension des liquides épanchés dans les
tissus, cause de retard dans le travail de cicatrisation,
et source de suppuration par suite de la décomposi-
tion qu'ils subissent, Lister opposa le drainage ; et
l'on peut dire que ce n'est pas un des moindres mé-
rites du professeur écossais de l'avoir réhabilité, alors
qu'il ne comptait plus qu'un petit nombre de partisans
parmi les chirurgiens, et d'avoir démontré qu'il fait
partie intégrante de la méthode antiseptique. Il se
servait de tubes en caoutchouc vulcanisé employés
par Chassaignac, mais tandis que celui-ci ne faisait
usage du drainage qu'en cas de suppuration, Lister
institua le drainage préventif dans toutes les plaies
qu'elles fussent accidentelles ou l'œuvre du chirurgien.
De plus, alors que Chassaignac passait les drains transversalement d'un bout à l'autre de la collection purulente, Lister les plaçait debout. De cette façon, il
évitait la compression possible de la partie moyenne
du drain insinué au milieu des tissus, et il assurait le
libre écoulement des liquides de la plaie en mulipliant

les drains debouts ou borgnes au niveau de tous les points déclives. D'autre part, le travail de cicatrisation s'effectuant de la profondeur à la périphérie, au fur et à mesure que ce travail s'accomplissait, le drain peu à peu repoussé, et il suffisait lorsqu'on renouvelait le pansement de sectionner après l'avoir préalablement sorti et lavé le tube devenu trop long.

Enfin, Lister s'efforça de combattre toutes les causes susceptibles d'occasionner l'irritation du processus de réparation. Cette irritation peut être directe ou indirecte : directe, elle reconnaît pour cause un travail de réparation trop intense aboutissant à la suppuration par destruction des éléments néoformés ; indirecte, elle peut être produite par la présence de souillures ou de corps étrangers même aseptiques en contact avec la plaie. Pour éviter ces causes d'irritation, Lister ne se servit que de solutions phéniquées titrées pour le lavage des plaies, et les protégea contre l'action irritante de la gaze phéniquée qui constitue la base de son pansement au moyen du protective. Les corps étrangers qui s'y trouvaient étaient soigneusement enlevés.

Nous devons faire observer à ce sujet que si l'irritation locale ou autochtone des éléments de néoformation peut amener un retard dans la cicatrisation, on sait cependant que les phénomènes de suppuration dite aseptique, si tant est que celle-ci existe, sont très-rares, et que l'on est plutôt disposé actuellement à attribuer l'origine de toute suppuration au contact de microbes pyogènes avec la plaie.

Telle est en résumé la méthode aseptique.

Lorsqu'il n'avait pu prévenir la suppuration, ou que par suite du contact de la plaie avec l'air ou des substances septiques il avait de bonnes raisons pour croire qu'elle se produirait, c'est encore à l'acide phénique que Lister avait recours. Il s'en servait alors pour combattre la fermentation ou pour neutraliser l'effet des micro-organismes qui la produisent, l'acide phénique jouait alors le rôle d'agent fermenticide. La plaie était lavée avec la solution phéniquée forte à plusieurs reprises, un drainage méthodique était fait et un pansement de Lister appliqué sur la plaie.

Le chlorure de zinc en solution concentrée de 8 à 15 pour 100 employé soit en irrigation, soit en badigeonnage de toute la plaie avec un pinceau semble aujourd'hui mieux remplir les conditions.

Par ces moyens, la suppuration pouvait quelquefois être enrayée ; on ne tardait pas à voir le pus diminuer peu à peu, puis disparaître complètement et la plaie se cicatriser au bout d'un temps variable en se réunissant pour seconde intention.

Dans ces dernières années la méthode de Lister a subi quelques modifications légères : les solutions de sublimé, de biiodure de mercure, boriquée et salycilique sont préférées dans certains cas particuliers aux solutions phéniquées dans le pansement des plaies. On a substitué aux tubes à drainage des faisceaux de crins de cheval et des os décalcifiés; malgré cela, les principes de la méthode n'ont pas varié, et le chirurgien quelle que soit la substance mise en usage a toujours pour but en employant les méthodes aseptique ou antiseptique de mettre les plaies à l'abri de toute cause susceptible de produire la suppuration ou de lutter contre les micro-organismes qui l'ont produite lorsqu'il n'a pu la prévenir.

Les résultats donnés par la méthode de Lister sont si remarquables que cette méthode est aujourd'hui, on peut le dire, adoptée par tous les chirurgiens. Nous allons voir dans le chapitre suivant que, en ce qui concerne les plaies articulaires cette même méthode a singulièrement modifié leur pronostic.

CHAPITRE III.

DU DRAINAGE ARTICULAIRE

Le drainage articulaire peut être pratiqué de plusieurs façons ; il peut en effet être para-articulaire ou intra-articulaire. Dans le drainage para-articulaire, on fait usage de drains borgnes placés debout et qui ne sont en rapport qu'avec une partie limitée de la synoviale ; dans le drainage intra-articulaire on se sert de drains perforants traversant l'articulation dans toute son étendue. On n'emploie pas indistinctement l'un ou l'autre de ces modes de drainage : le premier est utilisé lors de plaies articulaires non infectées, alors que le second est réservé aux cas d'arthrites suppurées consécutives à l'infection des plaies des jointures. Indépendamment de ces deux variétés de drainage, la façon dont les drains doivent être placés varie pour chaque articulation, et c'est cette disposition spéciale qui constitue la technique du drainage.

Elle est basée sur la nécessité de drainer tous les point déclives d'une synoviale articulaire de façon que les liquides de rétention ou les produits sceptiques ne puissent venir s'y rassembler. Elle repose donc par conséquent sur les connaissances anatomiques de l'articulation lésée et des prolongements de la synoviale dans lesquels le pus pourrait venir stagner et constituer un foyer d'infection permanente de toute la cavité articulaire. C'est cette technique que nous allons exposer pour chaque articulation : en même temps nous donnerons les résultats obtenus par l'emploi combiné de la méthode antiseptique et du drainage en prenant en considération les observations que nous avons recueillies et celles qui nous ont été communiquées.

ARTICULATION DE LA HANCHE

Les plaies articulaires simples de la hanche sont rares; ceci se comprend facilement si on songe à l'épaisseur considérable des muscles qui recouvrent l'articulation coxo-fémorale et qui permettent difficilement d'arriver avec un instrument tranchant jusqu'à la capsule et de l'ouvrir. D'autre part, en cas de luxation, cette même masse musculaire forme une barrière résistante empêchant la tête du fémur de faire saillie au dehors après avoir perforé les téguments. On a quelquefois noté des plaies dans lesquelles la capsule seule était intéressée, ces faits sont exceptionnels ; il est au contraire bien plus fréquent d'observer des plaies articulaires de la hanche avec mutilations des surfaces articulaires, ou avec fractures coexistantes du fémur : les blessures de guerre nous en offrent des exemples. Dans ce cas, le drainage simple de l'articulation est le plus souvent insuffisant, et bien souvent la résection est le procédé de choix auquel on doit avoir recours. Au contraire, le drainage pourra constituer un traitement suffisant s'il s'agit de simple ouverture de la capsule, ou lorsqu'il n'existe que des éraillures légères des surfaces articulaires.

Toutefois, il faut bien le reconnaître, le drainage de l'articulation coxo-fémorale n'est pas d'une application facile. Par suite de la disposition de la synoviale et des surfaces articulaires il est difficile de désinfecter l'articulation et d'assurer le libre écoulement du pus en cas de suppuration. Les drains, en effet, ne peuvent passer entre la tête fémorale et la cavité cotyloïde ; par suite cette cavité reste toujours soustraite à l'évacuation que l'on se propose de produire, et le drainage vraiment chirurgical de l'articulation coxo-fémorale est impossible à réaliser complètement. Heureusement, on a rarement occasion d'intervenir par le drainage dans le cas de plaies pénétrantes simples de l'articulation de la hanche, de plus

lorsque les plaies de cette jointure peuvent être observées il ne s'agit pas, la plupart du temps, d'ouvertures larges de l'article, mais bien de plaies étroites
dont le parallélisme se trouve détruit entre la solution
de continuité des téguments et celle faite à la capsule.
Or nous savons déjà que des plaies articulaires ayant
de tels caractères ne sont pas celles pour lesquelles
on doit d'emblée pratiquer le drainage. Mais si malgré l'étroitesse de la plaie, l'articulation venait à être
envahie par la suppuration, ou bien si le traumatisme
avait déterminé une ouverture large, le drainage
devra toujours être mis en usage et rendra au chirurgien de réels services malgré les imperfections que
nous lui avons reconnues.

Nous n'avons pu, malgré nos recherches, trouver
d'observations de plaies articulaires simples de la
hanche, et par cela même nous ne pouvons donner
de règles précises du drainage. Néanmoins, nous
croyons que la meilleure méthode à employer consis-
terait à pratiquer deux ouvertures, l'une en avant,
l'autre en arrière de l'articulation, dans lesquelles
deux drains placés debout assureraient, autant que
cela est possible, le libre écoulement des liquides au
dehors.

On pourrait aussi aborder l'articulation par sa
partie postérieure en incisant la capsule au niveau
du grand trochanter, puis pratiquer à la partie antérieure une contre-ouverture sur bec d'une sonde

cannelée introduite dans l'ouverture primitivement établie et traversant la cavité synoviale en contournant soit en avant, soit en arrière le col du fémur. Un drain passant par ce trajet assurerait l'issue des liquides et pourrait permettre les lavages de la cavité articulaire.

ARTICULATION DU GENOU

En raison de sa situation superficielle, l'articulation du genou est fréquemment le siège de plaies pénétrantes, ainsi que le prouve le grand nombre d'observations que nous avons pu recueillir. Tantôt l'ouverture de la jointure est produite par un instrument tranchant, tantôt elle résulte d'une plaie contuse ou encore elle est la conséquence des fractures compliquées. Les plaies articulaires par coups de feu ont été fréquemment notées au genou.

Ici, la synoviale articulaire offre une disposition anatomique que le chirurgien ne doit pas oublier : elle forme trois diverticules on culs-de-sac latéraux interne et externe et cul-de-sac supérieur au sous-tricipital. Par suite, dans le cas d'ouverture de l'articulation ou de suppuration, chacun de ces diverticules devra être convenablement drainé ; et c'est pour ne pas avoir apprécié ces faits à leur valeur que les auteurs ont été souvent déçus dans les efforts qu'ils faisaient pour désinfecter les genoux en suppuration.

Le drainage le plus souvent mis en usage est le drainage en Y : il se pratique comme il suit. Deux incisions sont faites latéralement au niveau du bord postérieur des condyles du fémur dans le point le plus déclive des culs-de-sac latéraux de la synoviale ; une troisième est pratiquée au niveau de la partie la plus élevée du cul-de-sac sous-tricipital suivant l'axe du membre. Deux drains adossés l'un à l'autre dans l'orifice supérieur traversent la cavité articulaire en divergeant et viennent sortir, l'un, par l'orifice situé derrière le condyle interne du fémur, l'autre, par l'ouverture pratiquée à la partie postérieure du condyle externe. Ces deux drains obliques peuvent être des drains perforants, car, en vertu de l'absence de muscles épais dans la partie antérieure du genou, ils sont peu exposés à être comprimés et, par suite, sont suffisants pour permettre les lavages de la partie antérieure de l'articulation, en même temps qu'ils assurent assez bien l'écoulement des liquides épanchés dans cette même partie de la jointure.

Pour permettre aux liquides de la partie postérieure de l'articulation de s'écouler en dehors, on fait usage d'un drain perforant, traversant la synoviale articulaire transversalement de l'orifice interne à l'orifice externe, pratiqués en arrière des condyles fémoraux. Mais, comme ce drain est exposé à être facilement comprimé par suite de l'immobilisation du membre en extension, il est préférable d'employer un faisceau de crins de cheval qui, par phénomène de capillarité, conduit les liquides de l'articulation au dehors. Ce mode de drainage est, du reste, celui qu'emploie et recommande M. le professeur Ollier dans le cas de résection du genou, dans le but d'assurer l'écoulement permanent des liquides de la partie postérieure de l'articulation.

Nous rapportons ci-joint les observations que nous avons pu recueillir, ainsi que celles qui nous ont été communiquées ; nous plaçant à un point de vue tout à fait clinique, nous tirons les conclusions qui nous paraissent en résulter.

OBSERVATION I

Plaie contuse du genou ; ouverture articulaire. — Drainage.
— Guérison avec ankylose
(J. Bæckel ; Gazette médicale de Strasbourg, 1882.)

J. R..., 22 ans, tonnelier, entre le 20 novembre 1877, à la maison de santé des diaconesses pour un traumatisme grave du genou datant de la veille et produit dans les circonstances suivantes : Le 26 octobre, il était tombé contre l'arceau en fer d'un tonneau qu'il descendait dans une cave. Il se fit au genou, à deux travers de doigt au-dessus de la rotule, une plaie transversale de huit centimètres intéressant le ligament rotulien et ouvrant l'articulation largement. Un barbier pratiqua la suture de la plaie et guérit le malade au bout de huit jours. Il entoura du reste la jambe de son client d'un bandage roulé et R..., bien que sa démarche fut gênée, put néanmoins, sinon vaquer à ses occupations, du moins surveiller ses ouvriers.

Le 19 novembre, ayant de nouveau fait une chute, son genou fléchit et l'ancienne cicatrice se rouvrit bientôt. Je

vois le malade trente-six heures après l'accident et constate une plaie pénétrante du genou, siégeant à l'endroit
décrit plus haut. Immobilisation du membre dans une gouttière en fils de fer. Pansement phéniqué. Température :
matin, 38 ; soir, 38,7.

Le 22 novembre. — Température, matin 38,3, soir 39,5.
Etat général grave. Epistaxis, ictère de la face, subdelirium.
Je dilate la plaie pour y introduire un drain après avoir soigneusement désinfecté le genou avec la solution phéniquée
forte. Mon doigt pénètre dans l'article : la face inférieure de
la rotule et les condyles s'aperçoivent au fond de la plaie, et
la synoviale boursouflée, rouge et saignante rappelle les fon-
gosités des tumeurs blanches.

Le 23 novembre. — Fluctuation manifeste au côté interne
du genou ; toute la région est chaude et tuméfiée. Température, matin 38,9, soir 39,4. Deux incisions sont pratiquées de
chaque côté du genou, drainage. Ecoulement de pus séreux
et d'une forte quantité de synovie. Malgré cela, la température reste élevée et l'état général empire. La question de
l'amputation est agitée, néanmoins, avant d'en arriver là, je
me propose de faire, le lendemain, une dernière tentative
pour conserver le membre.

Le 27 novembre. — Profitant des plaies existantes, je
taille en dessous de la rotule un vaste lambeau à concavité
supérieure, comprenant cet os dans son épaisseur et je le
rabats sur la cuisse. Ecoulement d'un pus samieux, fétide,
mélangé de débris aponévrotiques en voie de nécrose. Je mets
à nu le cul-de-sac sous-tricipital en continuant la dissection,
et après une désinfection énergique avec une solntion de
chlorure de zinc au 10ᵉ, la plaie est maintenue béante par un
tampon de gaze. Appareil plâtré. Le pansement est refait
deux fois par jour. Le soir, la température qui était à 39,3,
tombe à 38,6.

Le 28 novembre. — Etat généeral meilleur : du côté de
l'articulation, la synoviale au nivau du tibia est boursouflée

et présente des bourgeons charnus. Température, matin 38,1, soir 39.

Le 30 novembre. — Température, matin 38,1, soir 38,8. La plaie se déterge bien.

Le 1er décembre. — Le fémur se recouvre de bourgeons charnus ; la suppuration est abondante et de bonne nature. Température, soir 38,6.

Le 4 décembre. — On supprime le tampon interposé entre les lèvres de la plaie et on le remplace par un tube à drainage transversal.

Le 10 décembre. — La suppuration est minime, on ne fait plus à partir de ce moment qu'un seul pansement par jour. Etat général bon.

Le 25 décembre. — On remplace le drain par un fil de soie qu'on retire le 10 janvier. Le premier février la cicatrisation de la plaie était complète.

Le 6 février. — Le malade quitte le service, porteur d'un appareil plâtré qu'on enlève au bout de cinq semaines. Le malade a bénéficié d'une ankylose fibreuse empêchant tout mouvement : il a repris ses travaux dans le courant du mois d'avril.

OBSERVATION II (Personnelle).

Plaie pénétrante du genou. — Drainage articulaire.— Mort par accidents septicémiques.

Dorey Eloi sabotier, 22 ans entre à l'Hôtel-Dieu. Salle St-Joseph N° 10, le 26 août 1887. Il y a trois semaines, le malade occupé à confectionner un sabot qu'il tenait serré entre ses jambes étant assis, tira si malheureusement le tranchet dont il se servait que l'instrument après avoir perforé son tablier et son pantalon vint s'enfoncer profondément dans le genou droit. Interrogé par nous le malade déclare ne pas s'être aperçu de l'écoulement de la synovie, mais aurait vu les extrémités osseuses à travers les lèvres de la plaie en même temps qu'une abondante hémorrhagie se serait produite. Il se fit panser par une bonne femme qui lui fit sur sa blessure des applications d'onguent et d'emplâtres divers. Ignorant la gravité de la plaie dont il était porteur, Dorey continua à marcher, et à vaquer à ses opérations. Huit jours avant son entrée à l'hôpital à la suite d'une marche forcée le genou devint tuméfié, douloureux, la fièvre s'alluma, l'appétit devint nul et après avoir longtemps hésité le malade se décida à venir se faire soigner à l'Hôtel-Dieu.

A son entrée on note l'existence d'une plaie longue de cinq centimètres siègeant environ à trois centimètres au-dessus du bord supérieur de la rotule, et donnant issue à un liquide séro-purulent abondant. Le genou est tumifié, douloureux à la pression et franchement fluctuant, la peau est plus chaude que celle de l'articulation du côté opposé. L'état général est mauvais, l'appétit nul ; cephalalgie, soif vive, le malade ne dort pas la nuit. Température soir 40.6. Pouls 142. Pansement antiseptique. Immobilisation du membre sur une gouttière.

27 août. — Les phénomènes généraux persistent. Température du matin 39.8. Pouls 140. Le malade est transporté à la salle d'opération, et M. Poncet incise largement l'articulation à sa partie externe ; une contre-ouverture est faite du côté interne et deux gros drains sont placés communiquant avec l'intérieur de la synoviale qui est violacée et épaissie. Lavage antiseptiques. Pansement de Lister et immobilisation du membre. Température soir 39.4.

28 août. — Le malade est beaucoup soulagé et a passé une nuit plus calme. Température matin 38.2, soir 39.3.

Du 29 août au 4 septembre l'amélioration notée continue à

se maintenir ; le malade accuse un état de bien-être qu'il n'avait pas éprouvé depuis l'accident, les nuits sont bonnes mais l'appétit est long à revenir. La température oscille entre 37.6 le matin et 38.7 le soir.

5 septembre. — Elancements douloureux dans le genou accusés par le malade. Température matin 38.6. Soir 39.5. On fait le pansement à nouveau. Lavages au sublimé. Ablation des drains. Immobilisation.

10 septembre. — La température restée stationnaire après le pansement du 5 septembre s'est de nouveau élevée et atteint 39.8 le 9 au soir. Ce matin le thermomètre donne 38.2. Pansement. On ne constate pas de rétention.

12 septembre. — La température se maintient élevée, elle est le soir de 39.8, et présente le matin une rémission de près d'un degré et demi. L'état général est mauvais. On fait une ouverture à la partie inféro-interne. Drainage, pansement antiseptique. Immobilisation dans une gouttière plâtrée.

19 septembre. — L'état général s'aggrave : la température présente de grandes oscillations entre 39.7 le soir et 38.2 le matin. Pouls 140. Trémulation des lèvres. Amaigrissement notable, soif vive, appétit nul, faciès terreux, nuits sans sommeil. Au moment ou le pansement est fait à nouveau le stylet introduit par une des ouvertures remonte très-haut sous les muscles de la cuisse démontrant l'existence de décollements étendus.

22 septembre. — Le malade après avoir refusé l'amputation qu'on lui avait proposé comme dernière chance de salut sort de l'hôpital sur la demande de son père venu pour l'emmener à la campagne.

Depuis, nos renseignements pris sur ce malade nous ont appris qu'il était mort quelques jours après sa sortie de l'Hôtel-Dieu.

On voit par la première des observations que nous avons reproduite que le chirurgien ne doit pas se décider trop hâtivement pour l'amputation, et que malgré un état général peu satisfaisant on peut tenter de conserver son membre au sujet malade. Chez celui dont nous rapportons l'observation, l'état général qui au début était bon, s'était ultérieurement aggravé, au point que M. Bœckel, avait agité la question de l'amputation. Néanmoins, se réservant d'intervenir plus tard si les phénomènes généraux ne s'amendaient pas dans la suite, il pratiqua de larges débridements et fut assez heureux, après lavages antiseptiques et drainage suffisants de la jointure pour conserver à son malade un membre ankylosé.

Dans des conditions analogues, nous croyons que l'on doit en tous points suivre la manière de faire de M. Bœckel, et de se montrer conservateur dans la plus large mesure en profitant des avantages et de la sécurité que nous donnent les nouveaux modes de pansements. Mais tout en temporisant et en s'efforçant d'être conservateur, le chirurgien doit surveiller de près l'état général du sujet malade et suivre attentivement la courbe de la température. Si l'état général s'aggrave, si la température se maintient élevée, il doit pratiquer immédiatement l'amputation, car la vie du malade est directement menacée.

La deuxième observation confirme pleinement ce que nous avançons. Le malade qui en fait l'objet était

resté chez lui continuant à vaquer à ses occupations,
trois semaines après l'ouverture de sa jointure, et n'était
entré à l'hôpital que le vingt-deuxième jour après
l'accident qui l'avait déterminée. L'état général était
médiocre, malgré cela, dans l'espoir de conserver le
membre, M. le professeur Poncet, après avoir agrandi
l'ouverture accidentelle de l'articulaire et pratiqué
une contre-ouverture, lava aussi complètement que
possible la cavité articulaire et la traversa de deux
gros drains. La situation, malgré une évacuation
abondante du pus, n'ayant pas changé, la fièvre allant
tous les jours en s'accentuant davantage, et revenant
d'une façon périodique, l'amputation fut proposée au
malade qui la refusa. Plus tard, des décollements
étendus se produisirent le long des muscles de la
cuisse et la mort ne tarda pas à arriver quelques
jours après la sortie du malade de l'hospice.

OBSERVATION III (inédite)

*Plaie du genou par instruments tranchants. — Drainage
articulaire. — Lister et immobilisation — Guérison avec
ankylose.*

(Observation due à l'obligeance du docteur Mondan)

Claude-Genin Ramel, domestique, 25 ans, occupé à tailler
un cep de vigne se donna le 6 mars 1880 un coup de serpette
au genou et l'instrument pénétra entre la rotule et le condyle

interne du fémur. Une hémorrhagie s'ensuivit et le malade l'arrêta en appliquant des compresses d'eau froide. Après un repos de quelques jours il reprit ses occupations ; tout alla bien au début, mais un peu plus tard le liquide filant qui s'écoulait par la plaie de l'articulaire ne tarda pas à se transformer, et le 15 mars une certaine quantité de pus s'en échappait en même temps que la jambe devenait tuméfiée et douloureuse. Après avoir longtemps hésité et voyant que son état allait s'aggravant, Ramel entre à l'hôpital, salle St-Sacerdos n° 19 le 6 avril.

A son entrée, on constate au-dessus de la rotule une plaie en forme de croissant de 5 centimètres environ communiquant avec l'articulation. Le genou est tuméfié et douloureux et les mouvements communiqués au membres arrachent des cris au malade : la température est élevée et les nuits sans sommeil. Lavages antiseptiques répétés ; Lister et immobilisation du membre dans un bandage silicaté.

14 avril. — On coupe le bandage en formant deux valves. Il n'y a plus de suppuration profonde, mais on sent à la face interne de la partie supérieure de la jambe un point manifestement fluctuant où la synoviale distendue a laissé fuser le pus dans les parties voisines. Deux incisions sont faites à la partie interne et à la face postérieure de la jambe. Drainage articulaire avec un faisceau de crins de cheval et réapplication du bandage silicaté que l'on maintient immobile par quelques tours de bande.

17 Avril. — On renouvelle le pansement vu la température élevée de la veille. On ne constate aucune fusée purulente. Lister et immobilisation dans l'appareil silicaté.

22 Avril. — Le pansement est fait à nouveau : léger œdème autour de la plaie et au niveau du genou. Attelle plâtrée postérieure remontant jusqu'au tiers supérieur de la cuisse et embrassant le talon après application d'un pansement de Lister.

18 *Juin*. — On enlève l'attelle plâtrée et on change les drains. Des injections phéniques poussées dans le trajet intra-articulaire passent sans difficulté. En pressant la jambe on fait sourdre par l'ouverture inférieure un peu de pus épais et grisâtre. Le genou commence à s'ankyloser.

10 *Juillet*. — Le pansement est renouvelé tous les trois ou quatre jours et chaque fois le membre est immobilisé dans l'attelle plâtrée. La plaie articulaire est complètement cica-trisé et l'ankylose devient chaque jour plus complète.

7 *Août*. — Le malade quitte le service porteur d'un ban-dage silicaté et part à Longchêne.

Depuis, le malade n'est plus rentré dans le service, et malgré nos renseignements nous n'avons pu savoir ce qu'il était devenu.

OBSERVATION IV (Inédite).

Arthrite suppurée, traumatique du genou. — Subluxation du tibia en arrière. — Drainage articulaire. — Guérison avec ankylose.

(Observation communiquée par le Dr Mondan)

Pierre Dulac, 36 ans, tisseur, entre à l'Hôtel-Dieu, salle St-Sacerdos, n° 19, le 4 avril 1881. Il y a six semaines envi-ron, en fendant du bois, il se donna un coup de hache à la partie supérieure de l'articulation du genou et une plaie contuse en fut la conséquence. L'hémorrhagie qui se produisit fut arrêtée par le blessé au moyen de toiles d'araignée. Pen-dant deux jours, il continna son travail bien que boîtant légèrement, mais le troisième jour il ressentit une douleur très vive au niveau de l'articulation fémoro-tibiale et depuis lors le malade garda le lit jusqu'au jour où voyant son état empirer il se décida à entrer à l'hôpital.

Aujourd'hui le genou est tuméfié et douloureux, les mouvements communiqués arrachent des cris au malade et, de chaque côté de la jointure, deux ouvertures faites par un médecin, qui avait vu le malade avant son entrée à l'hospice, laissent écouler du pus en abondance. On note en explorant l'articulation une légère subluxation du tibia en arrière, et le cul-de-sac sous-tricipital est fortement distendu par du pus. Du côté de la jambe, collection purulente en arrière remontant jusque dans le creux poplité. L'état général est mauvais : fièvre le soir affaiblissement considérable, amaigrissement, faciès terreux, appétit à peu près nul.

6 *Avril.* — Après anesthésie à l'éther, on fait à la partie supérieure du cul-de-sac sous-tricipital deux incisions transmusculaires par lesquelles s'échappe une grande quantité de pus. Deux autres sont faites de chaque côté du mollet pour vider le foyer postérieur ; une cinquième est pratiquée dans le creux poplité. La cavité articulaire est traversée de drains multiples : Désinfection et lavages antiseptiques répétés ; Lister ; immobilisation du membre dans une attelle plâtrée.

8 *Avril.* — Le malade n'a pas souffert depuis l'opération ; température, matin 38°2. On enlève le pansement qui est à peine souillé de pus.

11 *Avril.* Douleurs vives accusées par le malade pendant la nuit. On fait le pansement à nouveau ; la température se maintient peu élevée et le pus est toujours peu abondant. La plaie commence à se cicatriser.

24 *Avril.* — Les douleurs vives éprouvées par le malade ont disparu : La pression sur le genou est indolore. Etat général meilleur. Apparition d'une escharre au sacrum. La subluxation du tibia en arrière s'accentue : traction.

15 *Mai.* — Le malade souffre depuis quelques jours dans toute l'étendue du membre inférieur gauche : Frissons, fièvre, ganglions engorgés dans le pli de l'aine ; rougeur et gonfle-

ment du membre inférieur. Seul le genou n'est pas douloureux, mais les deux segments supérieur et inférieur du membre abdominal sont le siège de douleurs vives.

20 *Mai*. — L'érysipèle commence à disparaître ; la température est moins élevée ; la rougeur et le gonflement diminuent.

1er *Juin*. — L'érysipèle a totalement disparu. Les douleurs persistent dans le membre inférieur excepté au genou. Appétit passable, bonne nuit. Pansement au vin aromatique.

15 *Juin*. Le malade commence à se lever ; la subluxation du tibia en arrière est toujours très-prononcée, le membre est ankylosé.

12 *Juillet*. — Cicatrisation complète de la plaie, le genou n'est absolument plus douloureux et le malade quitte le service avec un membre ankylosé et marchant facilement malgré la subluxation.

Malgré nos recherches nous n'avons pu avoir des renseignements sur le malade ni savoir ce qu'il est devenu depuis sa sortie de l'Hôtel-Dieu.

OBSERVATION V

Plaie contuse du genou. — Ouverture de la jointure
Drainage — Guérison avec ankylose.

(Jonathan Barber : Lancet 4 septembre 1880).

J. C..... 21 ans, remouleur, était admis à l'hospice le 27 octobre 1879, se plaignant de souffrir d'une plaie contuse du genou gauche. Etant en train de repasser, sa pierre meulière vola en éclats et le bord tranchant d'un lourd fragment vint heurter la partie externe de son genou gauche. A ce niveau se trouvait une plaie transversale d'environ un pouce de long siégeant entre le condyle externe et le cartilage semilunaire séparant complètement les fibres externes du ligament rotu'ien. On lava la plaie qui contenait une grande quantité de saletés : la synoviale était divisée et le cartilage d'enveloppe du condyle externe était érodé et enlevé en partie. Il n'y avait pas d'épanchement sanguin, mais la synovie s'écoulait librement. L'état général était satisfaisant, le pouls faible, pas de symptômes de choc traumatique, le malade n'accusait pas de douleur très-vives.

La plaie fut soigneusement désinfectée et des injections faites dans l'articulation avec une solution phéniquée à.5 0/0.: un drain fut placé dans l'articulation qui fut recouverte d'un Lister et l'on immobilisa le membre au moyen d'une attelle postérieure. La plus grande immobilité fut recommandée au malade. Le soir la température était 39,5 : un écoulement séreux abondant s'était produit. Le lendemain, la température était 38,6.

Le *29 septembre*, le genou était tuméfié et douloureux, la suppuration abondante et le pansement traversé répandait une odeur fétide. On le remplaça par des cataplasmes de farine de lin.

Le 30, la température monta à 40,2 : le pus s'écoulait librement et tout autour de l'articulation on notait de la rougeur, de la tuméfaction et de l'œdème. Le malade se plaignait de douleurs vives et de lancées ressenties pendant la nuit.

A partir de ce jour l'état général empira, la fièvre hectique survint et fut bientôt accompagnée d'un vaste abcès remontant le long de la cuisse, mais aucun ne se forma plus en bas. L'émaciation était rapide, la langue rouge, le pouls rapide ; les frissons étaient répétés et la température oscillait entre 40 le soir et 38,9 le matin. Céphalalgies violentes, insomnie, diarrhée et grande dépression générale.

Les abcès furent évacués au moyen de tubes à drainage ;

le quinquina et les stimulants furent prescrits en même temps qu'on fit des injections hypodermiques de morphine pour diminuer la douleur. Peu à peu l'état général s'améliora, la convalescence fut longue.

Le *28 mars*, le malade quittait l'hôpital avec un membre ankylosé mais très-solide dont il se servait de jour en jour avec plus d'aisance.

Les malades, dont nous venons de rapporter les observations, ont guéri en conservant un membre ankylosé. Nous croyons devoir rapporter ce mode de guérison à la suppuration de longue durée, dont l'articulation a été le siège, laquelle, par suite des modifications qui en ont été la conséquence du côté de la synoviale et des surfaces articulaires, a donné lieu à l'ankylose.

Dans la dernière des observations reproduites, il est une autre cause qui, croyons-nous, doit entrer en ligne de compte dans ce mode de guérison du membre par ankylose et qui, peut-être, suffirait à la produire : c'est l'état des surfaces articulaires après l'accident ayant déterminé l'ouverture de la jointure. Chez le malade de M. Barber, ainsi que l'indique le texte de l'observation, le cartilage d'enveloppe du condyle externe du fémur était érodé et enlevé sur une petite étendue. Nous pensons que, dans ces conditions, c'est-à-dire, lorsque les surfaces articulaires sont peu altérées, la guérison par ankylose peut être obtenue et doit être recherchée. Dans les cas, au contraire, où les surfaces articulaires sont le siège de lésions graves, lorsque l'extrémité du fémur ou du tibia a été enlevée sur une certaine étendue, nous ne croyons pas, vu les dangers que l'on fait courir au malade, que la conservation en faisant usage du drainage doive être tentée, et nous donnons la préférence à la résection. Cette opération a, du reste, donné d'excellents résultats à M. le professeur Ollier ; mais, il ne faut pas oublier que les pansements doivent être rares : c'est là une condition de succès. Nous avons eu l'occasion de voir dans la salle Saint-Sacerdos un malade réséqué par M. Ollier pour une arthrite tuberculeuse du genou, et chez lequel le pansement n'a été fait pour la première fois que le trente-huitième jour ; d'autres n'ont été pansés que le cinquante-quatrième et même le soixante-et-onzième jour après l'opération : tous étaient en bonne voie de guérison.

OBSERVATION VI

Plaie contuse du genou gauche. — Ouverture de l'articulation. — Drainage. — Guérison avec conservation des mouvements.

(Rancke : Berlin Klinic. Wochenschrift, 1877, p. 514).

P. Rœder âgé de 5 ans reçut au niveau du genou gauche un coup de pied de cheval : une plaie contuse en fut la conséquence. Lors de sa rentrée à la clinique de Halle, cette plaie qui était déchiquetée fut régularisée avec des ciseaux, on, nettoya à plusieurs reprises l'articulation qui était ouverte avec une solution phéniquée à 5 0/0 et deux drains pénétrant dans l'intérieur de la capsule furent fixés aux bords libres de la plaie. Ceux-ci furent réunis par quelques points de suture et après avoir recouvert l'articulation d'un pansement de Lister, on immobilisa le membre dans une attelle de Volkmann.

Les suites du traitement furent tout-à-fait simples : un caillot typique s'interposa entre les lèvres de la plaie et on retira les drains dès le cinquième jour.

Treize jours après l'accident on enleva le troisième pansement qui avait été fait : la plaie était complètement cicatrisée, et le malade sortait de la clinique totalement guéri, ayant conservé l'intégrité des mouvements de son articulation.

OBSERVATION VII.

Plaie contuse du genou. — Ouverture de l'articulation. — Drainage. — Guérison avec conservation des mouvements

(Bivinghton : Lancet, 18 juin 1881).

Le 19 juin 1879, Edouard G..., voiturier, 46 ans, pris de boisson tomba de la voiture qu'il conduisait. Par suite de l'état d'ivresse dans lequel il se trouvait, il ne put donner aucun détail sur l'accident, mais laissa penser qu'une des roues du véhicule lui avait passé dessus. Dans la soirée, il entrait à l'hôpital porteur d'une plaie d'environ trois centimètres, siégeant au niveau de la rotule droite et paraissant n'intéresser que la peau. L'interne du service nota cependant à la partie supérieure de la blessure une ouverture par laquelle s'échappait un peu de liquide séreux ; un stylet introduit s'enfonçait de quelques centimètres se dirigeant en haut et en dehors. Le malade avait été mis au lit et on avait maintenu une vessie de glace appliquée sur le genou. Le surlendemain je le vis moi-même : le genou était tuméfié, paraissant enflammé et était plus chaud que celui du côté opposé. L'articulation avait perdu sa forme normale et le liquide intérieur qui la distendait avait fait disparaître la fossette qui s'observe normalement au point d'union de la rotule et du ligament rotulien. A la pression un peu de liquide s'échappait par l'ouverture. Me rapportant à l'exploration faite la veille par mon interne et prenant en considération l'augmentation de volume du genou et l'écoulement séreux que j'avais moi-même constaté je pensai que l'articula- était ouverte et je me disposai à inciser. Un pulvérisateur fut apporté, un jet de vapeurs phéniquées fut dirigé sur la plaie, puis l'incision fut faite sur un conducteur introduit dans le trajet. L'introduction du doigt à travers l'incision démontra l'existence d'un décollement remontant le long du tendon du triceps et à la pression on fit sortir une grande quantité d'un liquide séreux louche presque purulent. On fit successivement quatre injections avec une solution phéniquée au 20° pour vider autant que possible l'articulation du liquide qu'elle renfermait, et on introduisit un tube à drainage passant derrière la rotule. On fit un pansement composé de protective et de gaze phéniquée et le membre fut immobilisé au moyen d'un attelle postérieure.

Le 21, le malade accusa de vives douleurs et se plaignit d'une soif vive due probablement à la privation de son stimulant habituel.

Le 22, le patient avait passé une bonne nuit et son genou lui paraissait plus à l'aise. Température du matin 39°8, le soir 38°5.

Le 23, on renouvela le pansement et le drain fut enlevé une décharge se produisit, mais la température resta encore un peu élevée.

Le 25, la température tomba à 37 : le malade se trouvait beaucoup mieux, et s'occupait à lire dans la journée. Il se plaignait toutefois de quelques élancements douloureux, mais l'état général était bon et la jointure n'était plus tuméfiée.

La plaie suivit son cours normal se détergeant graduellement et se recouvrant de bourgeons charnus de bon aspect. Le malade resta à l'hospice jusqu'au mois de juillet, époque où il quitta le service plus tôt que je ne l'aurais voulu et avant que son articulation n'eût recouvré la liberté complète de ses mouvements.

Lorsque je le revis, au r ois d'août, il se promenait et je pus constater que la raideur de son genou avait beaucoup diminué. Une quinzaine après environ il vint me voir pour me remercier et je pus me convaincre que son articulation avait conservé l'intégrité de tous ses mouvements.

OBSERVATION VIII.

Plaie contuse du genou avec ouverture de l'articulation. Drainage articulaire. Guérison avec mouvements.

(J. Bœckel. *Gazette médicale de Strasbourg*, 1882, n° 4).

Charles G..., 26 ans, travaillant dans la forêt de Raon-sur-Plaine, se donne un coup de hache sur le genou gauche ; il est pansé sur place, puis entre à l'hôpital de Strasbourg, le 21 mai 1881.

A son entrée, on constate au côté interne du genou une plaie de six centimètres longeant le bord interne de la rotule ; le doigt pénètre dans l'articulation jusque sur le condyle interne du fémur qui est intact. On désinfecte la région avec la solution phéniquée forte, on met un tube à drainage et on applique un pansement de Lister. Le membre est immobilisé dans une gouttière de fil de fer.

Le 23 mai, le drain étant fortement serré l'écoulement se fait mal ; la région externe du genou est douloureuse, empatée ; la fièvre est modérée. Température : matin 37,6 ; soir 38,6. On pratique une contre-ouverture au côté externe de l'articulation au niveau du bord supéro externe de la rotule. Désinfection énergique. Drains dans les incisions. Lister. Immobilisation.

Les jours suivants la température ne baisse pas, et une nouvelle collection purulente se forme au côté interne du genou. Température soir 40.

Le 27 mai, débridement au côté interne du genou donnant écoulement à une forte quantité de pus louable. Drain et pansement quotidien.

Le 4 juin, suppuration moindre. Température : matin 37 ; soir 37,6.

Le 7 juin le gonflement a entièrement disparu, la suppuration est peu abondante. Suppression des drains sauf celui de la plaie primitive.

Le 13 juin, état général satisfaisant. A partir du 18, la suppuration étant devenue presque nulle on renouvelle le pansement tous les deux jours.

Le 21 juin, suppression du dernier drain.

Le 24 juin la fistule suppure davantage ; on replace le drain.

Le 29 juin, température matin 37.8 ; soir 38.4. On débride la fistule et on tombe dans un foyer s'étendant assez loin vers le côté externe de l'articulation. Deux contre-ouvertures sont nécessaires. Drainage.

Le 30 juin la suppuration a de nouveau diminué Température, soir 38,5.

Le 2 juillet, toujours un peu de rétention au niveau de l'insertion musculaire des adducteurs.

Le 20 juillet peu de suppuration, on raccourcit les tubes qui ne mesurent plus qu'un centimètre de longueur.

Le 23 juillet, cicatrisation de la plaie primitive ; les deux dernières incisions sont bien réduites.

Le 26 juillet, ablation définitive des drains ; on supprime la gouttière. Les mouvements du genou sont limités mais non abolis.

Le 1ᵉʳ août, cicatrisation des plaies ; les mouvements augmentent chaque jour d'amplitude.

Le 10 août, le malade quitte le service ; depuis il a repris ses occupations et les mouvements du genou sont totalement revenus.

OBSERVATION IX

Plaie pénétrante du genou par éclat de vitre. — Drainage articulaire. — Guérison avec conservation des mouvements.

(Arnison. *Médical Times*, 16 septembre 1882, p. 356).

D. L..., 29 ans, vitrier, entrait le 23 mars 1882 à la Clinique, se plaignant de vives douleurs et d'un gonflement considérable du genou droit gênant la marche. Neuf jours auparavant, il s'était blessé le genou avec une vitre dont l'un des angles avait perforé les tissus sur le côté droit de l'articulation. Lors de son arrivée dans le service, le malade avait un genou tuméfié, dont la peau était chaude au toucher, rouge, et à la pression on notait une fluctuation manifeste. Au côté externe, on pouvait voir une plaie par laquelle le pus s'échappait lorsqu'on communiquait des mouvements au membre. Le malade se plaignait de sueurs abondantes pendant la nuit, mais n'avait ressenti aucun frisson. Son état général était devenu mauvais depuis l'accident. — Température, 39° 4. — Pouls, 110. La plaie fut nettoyée et rendue aussi aseptique que possible au moyen de lavages antiseptiques et le membre maintenu immobile au moyen d'une attelle postérieure.

24 mars. — On agrandit sous le spray l'ouverture de la plaie, et une grande quantité de pus fut évacuée de l'articulation qui fut soigneusement détergée avec une solution phéniquée. Un drain fut introduit dans l'intérieur de la synoviale articulaire, et un pansement de gaze phéniquée enveloppa le membre qui fut de nouveau immobilisé. — Température 39° 5.

25 mars. — Le gonflement de la jointure était beaucoup moindre; les douleurs étaient également moins vives et une quantité abondante de pus s'écoulait librement par le tube à drainage. — Température, 38° 6.

28 mars. — Le malade éprouva un malaise général; l'écoulement était devenu franchement séreux et la température normale. On raccourcit le drain.

26 avril. — L'écoulement étant devenu insignifiant, on enlève le drain. Depuis le 28 mars, la température n'avait pas dépassé 38° 4, étant la plupart du temps normale.

17 mai. — La plaie est totalement cicatrisée : on supprime tout pansement. Des adhérences qui s'étaient établies entre les surfaces articulaires sont rompues après anesthésie au chloroforme.

22 mai. — Le membre est placé sur une attelle de M. C. Intyr. On apprend au malade à se servir de l'appareil pour obtenir des mouvements de flexion et d'extension du membre. Il se livre à cet exercice fréquemment dans la journée.

12 juin. — Les mouvements de flexion et d'extension communiqués avec l'appareil, s'exécutent facilement.

16 juin. — Le malade quitte l'hôpital ayant conservé tous les mouvements de son articulation. Toutefois, la marche est difficile au début, et le membre ne supporte qu'avec peine le poids du corps.

OBSERVATION X (Inédite).

Plaie couture du genou par une roue de voiture. — Ouverture de l'articulation. — Drainage. — Guérison avec conservation des mouvements.

Observation communiquée par M. Chandelux.

Le 3 août 1886, Jean-Claude Perrin, tisseur, 36 ans, voulant arrêter un cheval emporté, se jeta à la tête de l'animal. Malheureusement, il ne parvint pas à le maîtriser et fut jeté à terre par le véhicule qui lui passa sur le genou droit. Il perdit connaissance et fut emmené chez lui. Un médecin appelé à la hâte, lava la plaie consécutive à l'accident, enveloppa la jointure d'un pansement antiseptique et engagea le malade à entrer à l'Hôpital. Le lendemain, il était reçu à l'Hôtel-Dieu, salle St-Sacerdos, n° 5.

Examiné à son arrivée dans le service, M. le professeur Ollier constate sur le membre inférieur droit une plaie à lambeau, portant de la partie antéro-inférieure de la cuisse, passant sur le bord externe de la rotule, contournant son bord inférieur et remontant jusque sur son bord interne. Cette plaie mesure environ vingt centimètres de long sur six à huit de large : l'articulation est ouverte par son bord interne et permet l'introduction de trois doigts. Des lavages sont faits par M. Chandelux, chargé du service, avec de l'eau phéniquée forte d'abord, puis avec une solution boriquée : quatre gros drains sont introduits dans l'articulation ; l'un passe sur la face interne du condyle interne et draine le cul-de-sac interne de la synoviale, l'autre, placé du côté externe draine le cul-de-sac de la synoviale de ce côté ; un troisième est destiné à empêcher la stagnation du pus dans la partie inférieure de la synoviale articulaire ; le quatrième est placé de manière à permettre l'écoulement facile du pus du cul-de-sac sous-rotulien. Quelques points de suture sont faits dans la portion sous-rotulienne de la plaie où les bords ne sont pas contus. Iodoforme ; pansement antiseptique rigoureux ; immobilisation du membre dans une atelle plâtrée prenant le bassin.

A partir de ce moment, tout se passe très bien : le malade n'a pas de fièvre et l'état général est excellent. Les pansements sont renouvelés fréquemment et chaque fois, on note que le pansement est taché à peine de quelques gouttes de pus de bon aspect. Pas de rétention : l'écoulement du pus par les drains se fait facilement. Lavages boriqués avec une solution à 40/1000 ; iodoforme ; pansement de Lister. A chaque pansement le membre est de nouveau immobilisé avec l'attelle plâtrée, assujettie avec soin.

26 août. — On diminue la longueur des drains ; celui du cul-de-sac est enlevé, les autres sont conservés et fixés avec des épingles anglaises.

20 septembre. — Les trois drains restant sont enlevés : le membre est toujours immobilisé dans l'attelle plâtrée. La plaie bourgeonne bien, une grande partie est cicatrisée.

Jusqu'à la fin de l'année, le membre reste immobilisé dans l'attelle plâtrée, mais on peut voir déjà qu'il n'y aura pas production d'ankylose, car le malade, malgré la défense qui lui est faite, fait exécuter à son genou, certains mouvements.

Dans le courant de janvier 1887, la plaie est totalement cicatrisée : des bains sulfureux sont prescrits au malade pour combattre la raideur articulaire.

En février, on substitue les bains de vapeur aux bains sulfureux. Le huit de ce même mois, le malade quitte le service pour aller à Longchêne. Le 22 février, il part chez lui promettant de revenir dans le service la semaine suivante. A son départ, on constate qu'il marche assez facilement avec une canne. La jambe du côté blessé est plus raide que celle du côté opposé. La flexion de la jambe sur la cuisse s'exécute sous un angle de 35° environ. Une belle cicatrice remplace la plaie de la cuisse : les mouvements sont limités presque exclusivement par la traction qui s'exerce sur la cicatrice de la partie inférieure de la cuisse. Pas de frottements, ni de craquements articulaires dans les différents mouvements de flexion et d'extension de la jambe sur la cuisse.

Depuis sa sortie de l'Hôtel-Dieu, nous avons à plusieurs reprises revu le malade qui a conservé l'intégrité absolue des mouvements du genou lésé.

OBSERVATION XI (Personnelle).

Plaie contuse du genou. — Ouverture de l'articulation. — Drainage. — Guérison avec conservation partielle des mouvements.

Vidal, Joseph, 28 ans, charron, entre à l'Hôtel-Dieu le 29 août 1887, à onze heures, salle St-Joseph n° 9. Ce jour même à six heures du matin, il était occupé à réparer une voiture à deux roues dont la partie postérieure était soulevée par un chevalet; par suite d'un brusque mouvement, le chevalet tomba à terre et l'arrière de la voiture n'étant plus soutenu, basculant en vertu de son poids, vint heurter son genou gauche. Aussitôt après l'accident le blessé fit environ cinquante mètres pour arriver jusque chez le pharmacien le plus proche, lequel procéda au premier pansement consistant en lavages, arrêt d'hémorrhagie et occlusion au moyen de linges maintenus par quelques tours de bandes. Immédiatement après son arrivée dans le service, le malade fut examiné par M. le professeur Poncet sur le lit d'opération. Au niveau

du bord supérieur de la rotule sur le côté externe, on voit
une plaie circulaire à concavité dirigée en haut, longue d'environ douze centimètres et débordant légèrement sur le côté
interne du genou. Cette plaie est irrégulière, les téguments
sont décollés au-devant du tendon du triceps ; de plus, elle
communique avec l'articulation par une ouverture permettant l'introduction de plusieurs doigts. Le malade interrogé
par nous n'a pas noté au moment de l'accident d'écoulement
de synovie. Le genou est peu gonflé malgré la marche faite
par le malade ; pas de douleur à la pression ; la seule chose
dont se plaint le malade est l'état de raideur dont l'articulation lésée est le siège. On désinfecte la plaie avec une solution de sublimé à 2/1000 ; l'articulation ouverte et la plaie
sont saupoudrées d'iodoforme, un large drain est passé à la
partie interne de l'articulation. Injection de sublimé pour
s'assurer du fonctionnement du drain. Pansement de Lister
et immobilisation du membre inférieur dans une gouttière.
Température, le soir 38.6.

30 août.— L'état général paraît satisfaisant, le malade ne
se plaint pas de son genou, mais accuse des douleurs lom-
baires dues à ce que cette partie du corps a été contusionnée
au moment de l'accident ainsi qu'en témoignent des ecchy-
moses multiples. Température, matin 38.3 ; le soir elle atteint
39.4.

31 août. — L'état général a baissé, l'articulation est devenue douloureuse et est le siège de douleurs qui ont empêché
le malade de reposer la nuit. La température du matin s'est
maintenue à 39.1. Le pansement est refait à la salle d'opération ; on constate de la rétention du pus ; aussi, après anesthésie on débride largement : on peut voir la synoviale épaissie, boursoufflée et violacée. Deux gros drains sont placés
l'un à la partie interne, l'autre à la partie externe de l'articulation. Lavages au sublimé. Pansement de Lister et
immobilisation. Le soir la température fut de 39.7.

1er septembre. — Pas de frisson, soif vive, le malade se

trouve beaucoup mieux et les douleurs sont bien moins intenses. L'appétit est conservé. Température matin 38.6 ; soir 38.2.

5 septembre. — La température est presque complètement tombée et oscille entre 38 le matin et 38.4 le soir. L'état général paraît bon, l'appétit persiste et le malade repose bien la nuit ; les douleurs ont disparu.

12 septembre. — On renouvelle le pansement, le pus s'écoule librement et la plaie commence à se cicatriser sur le bord interne et externe.

20 septembre. — Le mieux continue à se maintenir : la température étant devenue absolument normale on cesse de la prendre. La plaie bourgeonne bien et est cicatrisée sur un tiers environ de son étendue. Le pansement n'a pas été renouvelé depuis huit jours et cependant la suppuration est si peu abondante que les pièces en sont à peine tachées.

4 octobre. — La cicatrisation continue à s'opérer et paraît marcher rapidement. La suppuration étant devenue à peu près nulle les drains sont enlevés et on réprime au nitrate d'argent les bourgeons exubérants de la plaie.

17 octobre. — La plaie est presque totalement cicatrisée, la suppuration a tout à fait disparu. Le malade demande à se lever.

7 novembre. — La cicatrisation de la plaie est complète. La jambe est sortie de la gouttière métallique dans laquelle le membre était immobilisé et on essaie de faire exécuter quelques mouvements. Ces mouvements sont très-limités. Le genou est maintenu immobile au moyen d'une demi-gouttière plâtrée. On prescrit au malade des bains, en même temps qu'on lui recommande de faire des frictions avec du Baume de Fioraventi. Electricité.

20 novembre. — On a de nouveau à plusieurs reprises fait exécuter des mouvements au genou ; la flexion et l'extension paraissent se faire de mieux en mieux, toutefois elles sont encore limitées. Le malade satisfait de son état quitte l'hôpital.

OBSERVATION XII

Plaie pénétrante du genou par instrument tranchant. — Suppuration de la jointure. — Arthrotomie. — Guérison avec mouvements partiels.

(Revue de Chirurgie, séance du 26 octobre 1887)

———

X..... 23 ans, boucher, se fait le 28 juillet 1887 une blessure au niveau du genou avec un couteau de tripier effilé et sale. Le 30 juillet M. Bousquet (de Clermont-Ferrand) le voit : fièvre légère, tuméfaction du genou, écoulement d'une sérosité brunâtre et louche qui augmente à la pression de la jointure. Arthrotomie faite au côté externe dès le lendemain ; l'articulation contient de la sérosité roussâtre et des caillots fibrineux. Lavages phéniqués à 5 0/0 : contre-ouverture à la partie supérieure de la synoviale au niveau du cul-de-sac sous-tricipital dans l'axe du membre : Drainage : Les drains sont enlevés le 8 août : la température est 38, mais l'état général du sujet est mauvais et il a du délire. Cet état trouve son explication dans la présence d'un énorme abcès du creux poplité sans communication avec l'article : Incision large de l'abcès péri-articulaire. Peu à peu l'appétit reparaît et le malade peut se lever dès la fin de septembre et vaquer à ses occupations : son articulation peut exécuter de légers mouvements de flexion.

Les conclusions qui nous paraissent résulter des observations précédentes sont multiples.

Nous voyons tout d'abord que chez les malades qui se sont présentés au chirurgien immédiatement après l'ouverture de l'articulation et dont la plaie infectée a

5

été rendue par des lavages avec une solution antiseptique aussi aseptique que possible la suppuration est de courte durée, et les drains peuvent être enlevés au bout de peu de temps. Chez les malades de Rivinghton et de Rancke les tubes à drainage ont été retirés dès le cinquième jour ; chez celui de Bousquet le huitième jour ; dans les trois cas la suppuration a été peu abondante et de courte durée.

Un deuxième enseignement que nous pouvons en tirer est que la durée du séjour des drains n'a aucune influence sur la réparation de la lésion et sur l'usage fonctionnel ultérieur du membre. Avant l'application des procédés antiseptiques, et avant que Lister l'eut réhabilité en quelque sorte, le drainage ne comptait plus qu'un petit nombre de partisans parmi les chirurgiens. Tout en reconnaissant les services qu'il pouvait rendre en évacuant facilement au dehors les liquides épanchés dans les jointures on l'avait accusé d'être une cause fréquente d'ankylose par suite de l'irritation qu'il occasionne du côté de la synoviale. Cette assertion nous paraît dénuée de fondement et les résultats obtenus journellement la démentent formellement. Evidemment les drains en tant que corps étrangers déterminent, du côté de la synoviale avec laquelle ils sont en contact des phénomènes inflammatoires ; mais en outre que ces phénomènes sont peu intenses en vertu de la souplesse des tubes en caoutchouc employés, ils ne sont que temporaires et ne tardent pas à disparaître au bout de peu de temps. Mais jamais, croyons-nous, l'irritation occasionnée par les drains n'est suffisante à produire des prolongements de la synoviale capables en réunissant les surfaces articulaires entre elles de produire l'ankylose. Nos observations témoignent suffisamment en faveur de l'opinion que nous avançons.

Chez le malade de M. Bœckel les drains sont restés pendant trente jours en contact avec la synoviale articulaire ; dans le cas d'Arnison ils n'ont été retirés que le trente et-unième jour ; le malade de M. Chandelux a eu son articulation drainée du 4 août au 20 septembre soit pendant quarante sept jours ; enfin chez le malade que nous avons observé dans le service de M. Poncet les tubes en caoutchouc n'ont été enlevés que le trente-cinquième jour, et cependant tous ces malades ont guéri en conservant les mouvements de l'articulation ouverte. Dans un autre cas dont nous rapportons plus loin l'observation (Observation XVII), chez un malade de M. Chandelux qui présentait une ouverture de l'articulation du coude-pied consécutive à la pénétration du fragment supérieur du tibia dans la jointure, les drains n'ont été sortis qu'après quatre mois de séjour dans l'article, malgré cela le malade a conservé l'usage de son membre.

D'après ce que nous venons de dire, on voit qu'il ne paraît pas exister de relation entre le mode de guérison ultérieur du membre et la durée de séjour des drains dans l'articulation ouverte.

OBSERVATION XIII

Fracture de la rotule avec ouverture de l'articulation du genou. — Drainage. — Guérison avec conservation de mouvements.

(Rancke : Berlin, Klinic Wochenschrift, 1877).

Franz Neuval, 19 ans, garçon tonnelier, entre à la clinique de Halle à la fin de l'année 1874. Immédiatement avant soa entrée, il s'était rupturé la rotule à l'union de son tiers moyen et de son tiers inférieur : l'articulation était largement ouverte. Des lavages répétés furent faits dans l'articulation avec une solution phéniquée à 5 0/0 et deux gros drains y furent introduits. De la gaze phéniquée et un pansement de Lister furent appliqués sur la plaie et le membre immobilisé dans une attelle de Volkmann. Durant les six premiers jours qui suivirent le pansement, on nota une légère élévation de température, dès le septième, on enleva les drains, et le pansement fut renouvelé. La plaie encore ouverte, était franchement granuleuse.

Six semaines après l'accident, le malade commençait à se lever, et deux semaines après il sortait guéri pouvant fléchir la jambe à angle droit. La fracture de la rotule était également ment consolidée.

OBSERVATION XIV

Fracture compliquée de la rotule. — Ouverture articulaire. Drainage. — Guérison avec conservation des mouvements.

(Schede : IIIe Congrès de chirurgie de la Société allemande).

X..., ayant fait au mois de juin 1873, une chute d'environ 60 pieds de haut, fut apporté à la Clinique de Halle, immédiatement après l'accident. A son entrée, on constate plu-

sieurs plaies au visage, une fracture complète de l'avant-
bras et une autre à la partie moyenne du fémur. En outre,
et c'était là la lésion la plus grave, le genou droit était lésé :
à ce niveau, la peau était déchirée et la rotule fracturée. Entre les deux fragments, on voyait du sable, de la
terre, et l'articulation était le siège d'un épanchement sanguin considérable. La plaie fut lavée avec une solution de
chlorure de zinc à 8 0/0, recouverte d'un pansement antiseptique rigoureux et le membre immobilisé dans une gouttière.
Vers le dixième jour, la peau sphacelée se détacha d'elle-
même sur une surface égalant celle d'une pièce de cinq francs.
La rotule présentait alors un commencement de nécrose au
niveau de la fracture, et on voyait s'écouler un liquide
séreux sanguinolent, qui devint bientôt très-abondant. Ce
liquide était inodore, non-purulent ; les tissus ambiants
n'étaient pas enflammés, le malade ne souffrait pas et la température était tombée de 39° à 38,5. Plus tard, le liquide
épanché ne tarda pas à se décomposer, mais on ne songea
pas alors à inciser la bourse des extenseurs, pas plus qu'à
drainer l'articulation ; après avoir soulevé un des fragments
de la rotule avec l'élévateur, on se contenta de laver l'articulation avec du chlorure de zinc.

Le 3 juillet les smptômes n'avaient pas changé : le genou
était très-douloureux et, après le pansement du matin, le
malade fut pris de frissons et de fièvre. Le soir, le liquide
contenu dans l'article fut évacué spontanément, et le pansement totalement imprégné. Température du soir, 40°3.

Le 4, au matin, le pansement fut refait : après avoir lavé
la plaie avec une solution de chlorure de zinc à 2 0/0, trois
drains furent placés dans l'article : deux furent introduits à
travers les fragments de la rotule, allant l'un au côté interne,
l'autre au côté externe de l'articulation, le troisième, dans la
bourse des extenseurs.

Dès le lendemain, la température tomba, les jours suivants elle redevint normale, et la suppuration disparut pour
faire place à un liquide inodore.

Après quatorze jours, deux des drains furent enlevés et le troisième fut laissé jusqu'au vingt-troisième jour. Des bourgeons charnus se développèrent rapidement, les fistules se fermèrent et à partir du commencement d'août, les pansements ne furent plus renouvelés que tous les qua're ou cinq jours. Au milieu de septembre tout alla bien ; le malade commença à marcher sans canne : la fracture était consolidée et le genou exécutait quelques légers mouvements.

Aujourd'hui (11 avril 1874) le malade se sert de son membre avec facilité ; les mouvements d'extension sout normaux, et ceux de flexion bien qu'étant incomplets s'exécutent assez bien pour que le malade ait pu reprendre ses occupations.

Ces deux observations nous montrent toute la sécurité que le chirurgien doit attendre des nouveaux modes de pansements et prouvent jusqu'à quel point on peut aujourd'hui être conservateur. Il est évident qu'avant l'emploi des procédés antiseptiques des cas analogues à ceux que nous venons de rapporter auraient été traités par l'amputation immédiate ; aujourd'hui on tente de conserver son membre au malade, et malgré une fracture de la rotule compliquant l'ouverture de la jointure, la guérison est obtenue après désinfection de l'article et drainage méthodique avec conservation des mouvements. Mais pour que ces tentatives de conservation du membre aient quelque chance de réussir, il importe que le chirurgien voie le malade de bonne heure et que la désinfection et le drainage de la jointure soient faits peu de temps après l'accident qui en a déterminé l'ouverture. Nous

voyons en effet que les deux malades qui font l'objet
des observations ci-dessus avaient été transportés et
soignés à la clinique de Halle aussitôt après la chute
qui avait occasionné la fracture compliquée de la
rotule.

Quant à la conduite à tenir lors des plaies articulaires produites par projectiles de guerre, souvent la
résection ou l'amputation s'imposent au chirurgien,
vu les mutilations dont les surfaces articulaires sont
fréquemment le siège. Dans les cas où l'articulation a
été traversée par un projectile sans qu'elles aient été
intéressées, la chose peut arriver ainsi que l'ont démontré les expériences de Simon d'Heidelberg, et
Legouest rapporte un cas de ce genre dans son Traité
de chirurgie des armées, la conservation du membre en
utilisant le drainage peut être traitée avec chance de
succès. Si comme dans les cas de Volkmann et Reyher
que nous rapportons plus loin, le projectile après pénétration de l'article est venu se loger dans la tête du
tibia ou dans l'un des condyles fémoraux, on devra
tenter encore de conserver le membre à moins qu'il
existe en même temps d'autres lésions graves consti-
tuant une contre-indication. Il faudra alors, ainsi que
l'ont fait les chirurgiens dont nous parlons, agrandir
l'orifice d'entrée de la balle, l'extraire et après lavage
de l'articulation et drainage, non seulement de la cavité articulaire, mais aussi du canal intra-osseux résultant de la pénétration du projectile, immobiliser le

membre en bonne position après avoir recouvert la plaie d'un pansement antiseptique. Les malades ainsi traités pourront bénéficier de la conservation d'un membre utile ainsi qu'en témoignent les deux observations suivantes.

OBSERVATION XV.

Ouverture du genou par balle de pistolet. — Ablation du projectile pénétré dans le tibia. — Drainage articulaire.— Guérison avec mouvements.

(Berlin. Klinic Wochenschrift. VI Congrès de Chirurgie.)

Le 22 janvier 1887, D... médecin âgé de vingt quatre ans, reçut dans un duel une balle de pistolet qui après avoir traversé l'articulation avait pénétré dans la tête du tibia. Transporté quelques heures après l'accident à la clinique de Volkmann, on constatait un écoulement abondant de synovie en même temps qu'une distension considérable de la jointure et de la bourse des extenseurs par un épanchement sanguin. Un stylet dirigé vers la face postéro-externe du condyle interne du tibia pénétrait d'environ cinq centimètres dans la tête de l'os et était arrêté par un corps dur. Le malade fut endormi, on agrandit l'orifice d'entrée de la balle et les os furent mis à nu. L'extraction du projectile fut difficile, et on dut pour y arriver enlever la portion de tissu spongieux dans laquelle il était logé. Après extraction, on fit une incision de deux centimètres le long du bord supero-interne de la rotule de manière à pénétrer dans la capsule articulaire. L'intérieur de la jointure fut lavé avec de la solution phéniquée forte, un drain y fut placé et un autre fut introduit dans le canal osseux creusé dans le tibia par la balle. Pansement de Lister et immobilisation dans une gouttière.

Dans les quatre premiers jours qui suivirent l'opération la température vespérale ne dépassa pas 38,4, la pression sur la jointure ne donnant issue à aucun liquide on enleva le drain articulaire dès le quatrième jour.

Le sixième jour l'apyrexie était complète, le drain restant fut enlevé et les lèvres de la perte de substance osseuse étaient garnies d'un caillot qui subit sans suppurer toutes les métamorphoses ordinaires. Un mois après (23 février) le caillot commençait à s'exfolier et la cavité osseuse s'était remplie de bourgons charnus qui le refoulaient.

Le 7 mars le malade commençait à se lever, et aujourd'hui 5 avril il descend les degrés de l'amphithéâtre, fléchit le genou à un angle droit sans difficulté, fait de longues courses et demeure des journées entières debout.

OBSERVATION XVI

Carl Reyher. *Antiseptische Wundbehandlung in der Kriegschirurgie.*
(Sammlung Klinischer Vorträge N° 45).

F. N. F... fut blessé le 21 juin à Kars et fut immédiatement transporté à l'ambulance dont j'étais chargé. On procéda aussitôt au premier examen de sa blessure en prenant les précautions antiseptiques. Au niveau de la rotule, on notait une plaie pénétrante à travers laquelle le sang s'écoulait en abondance. La rotule était fracturée et l'articulation ouverte : de l'air mélangé à du sang sortait de la jointure. Après dilatation de la plaie, on fit avec le doigt une exploration. On reconnut que la rotule était fracturée en trois fragments et que le projectile était enclavé dans le condyle interne du tibia. On enleva, au moyen de l'élévateur, la balle qui était fortement aplatie, et au moyen de la curette, après ablation des esquilles osseuses, on gratta les parois du canal osseux creusé par le projectile. Un drain de la grosseur du doigt fut introduit sous les fragments inférieurs de la rotule et amené jusque dans la partie manquante du condyle interne du tibia ; un autre fut introduit dans la bourse sus-rotulienne ; et tous deux, après section, furent fixés avec un fil de catgut aux bords de la plaie externe. Lavage de l'article avec acide phénique à 5/100 ; au moyen de mouvements de flexion et d'extension communiqués à la jointure, toute la surface de la synoviale fut mise en contact avec le liquide antiseptique. Pansement de Lister.

Aujourd'hui, 21 semaines après le combat, la blessure est complètement guérie ; le malade marche sans béquilles. Les mouvements sont revenus, la flexion s'exécute facilement suivant un angle de 50° et augmente tous les jours.

La marche de la blessure a été celle d'une plaie aseptique. La température prise deux fois par jour, jusqu'au 11 octobre, a atteint 38°7 le soir du troisième jour qui suivit l'extraction, restant normale le reste du temps. Dans le courant de la cinquième semaine, le thermomètre est monté à 39° 2. Mais, comme rien du côté de la jointure ne pouvait expliquer cette ascension, nous l'avons attribué à la fièvre des marais, dont plusieurs malades étaient atteints, de même que quelques infirmiers de l'ambulance et trois membres de notre personnel. Un médecin civil en mourut.

Après ablation du drain, dans la neuvième semaine, la température monta à 38°7. A l'examen de la plaie, nous eûmes l'explication du fait : les parois du canal osseux s'étaient comblées en partie ; mais la sécrétion de la plaie ne trouvant plus une issue suffisante s'était collectée et décomposée dans la portion non encore comblée. Il suffit de mettre un nouveau drain pour voir tomber la température.

Le pansement chez notre malade a été fait dix-neuf fois, et la maladie a duré vingt-et-une semaines, ce qui ne fait pas un pansement par semaine.

ARTICULATION TIBIO-TARSIENNE

Les plaies pénétrantes du coude-pied sont le plus souvent compliquées. Il est rare qu'elles résultent d'ouverture de l'articulation par des instruments tranchants ou contondants, mais souvent elles sont la conséquence de fractures des os de la jambe à leur partie inférieure, ou de luxations compliquées dans lesquelles les surfaces articulaires ont perforé les téguments après déplacement. L'ouverture de l'articulation tibio-tarsienne est aussi fréquemment observée dans la chirurgie des armées consécutivement à l'action de projectiles de guerre.

Dans les cas où les lésions de l'article sont très étendues, si les surfaces articulaires sont écrasées, si l'articulation est largement ouverte ou si les parties molles sont gravement intéressées, la résection articulaire ou l'amputation s'imposent souvent. S'il s'agit au contraire d'ouverture simple de la jointure, ou même s'il existe une luxation ou une fracture concommitante sans grand délabrement, les tentatives de conservation en faisant usage du drainage articulaire pourront être tentées. Dans des cas analogues qui font l'objet des deux observations que nous reproduisons ci-joint, les malades ont guéri en conservant les mouvements de l'articulation ouverte après consolidation de l'os fracturé.

OBSERVATION XVII (Inédite).

*Fracture des malléoles, avec issue à travers la peau des
fragments du tibia. — Drainage articulaire. — Guérison
avec conservation des mouvements.*

(Observation communiquée par M. Chandelux).

Antoinette Plassard, blanchisseuse, 44 ans, entre à l'Hôtel-
Dieu, salle St-Pierre, n° 3, le 25 août 1886. Ce même jour, à
quatre heures du matin, la malade en se levant fut violem-
ment poussée par l'épaule : son pied droit, venant heurter un
panier rempli de ferrailles se tourna en dehors et la chute se
produisit. En relevant la malade, on constata un traumatisme grave : le tibia sortait à travers la plaie cutanée qui
s'était produite, aussi l'emmena-t-on immédiatement à l'hôpital.

A la visite, la malade examinée, présente les particula-
rités suivantes : un gonflement considérable existe au niveau
de l'articulation tibio-tarsienne droite ; le pied est rejeté en
dehors et abduction assez prononcée ; à la base de la malléole
péronière, crépitation manifeste indiquant le trait de fracture. Du côté du tibia, on note un arrachement du sommet de
la malléole, et le fragment supérieur du tibia a perforé la
peau et fait une saillie de deux centimètres à travers les
téguments. L'épanchement sanguin reste limité au voisinage
de la fracture, il n'existe ni décollement, ni collection san-
guine à distance.

Anesthésie à l'éther, la fracture se réduit facilement ; le
pied étant ramené dans l'axe de la jambe, le fragment supérieur du tibia vient se mettre en contact avec le sommet
arraché de la malléole en repassant au-dessous des téguments. Un stylet introduit par la déchirure de la peau pénètre aisément dans la jointure en s'insinuant entre les fragments de la malléole tibiale et va faire saillie derrière la

malléole externe sur le côté du tendon d'Achille. Une incision est faite à ce niveau, et un drain substitué au stylet traverse l'articulation obliquement de dedans au dehors et d'avant en arrière. Une irrigation faite par le drain montre qu'il est parfaitement libre entre les deux extrémités osseuses et que les liquides trouveront grâce à lui une voie d'écoulement facile. Lavages antiseptiques et pansement de Lister rigoureux sur lequel on applique une gouttière plâtrée pour maintenir le pied en bonne position.

Les trois premiers jours la température oscille entre 38 et 39 puis redevient normale : Aucune douleur.

Jusqu'au 30 septembre, deux fois seulement il y eut une élévation de 39°,3 à la suite de pansements. En dehors de ces deux accès fébriles la température ne dépassa jamais 38°.

20 *octobre*. — Bon état général : les mouvements du pied sont possibles bien que très-limités. Pas de gonflement : la consolidation est très-avancée. — Ablation du drain.

27 *novembre*. — Depuis deux jours la malade se plaint de douleurs dans la jambe ; température matin 39.2. Soir, 39.7. En enlevant la gouttière plâtrée, on note de la rougeur et un gonflement considérable remontant jusqu'au milieu de la jambe. Le pied est très-œdématié, et à la pression sur l'articulation on fait sortir du pus par les orifices primitivement occupés par le drain. La fluctuation est manifeste à l'extrémité inférieure : trois incisions font écouler une quantité considérable de pus phlegmoneux et chacune d'elle est drainée. Lavages, pansement antiseptique. Aussitôt après le pansement chute de la température qui au bout de quelques jours redevient normale. Vers la fin de décembre on enlève les drains, la fracture est du reste consolidée.

30 *janvier* 1887. — Cicatrisation des incisions faites à la jambe : le stylet introduit par les orifices du drainage articulaire pénètre encore profondément dans l'articulation. Les mouvements sont limités, et lorsqu'on cherche à la produire

on a nettement la sensation de rupture d'adhérence. Immobilisation dans un appareil silicaté.

3 mai. — Le trajet fistuleux correspondant à la déchirure de la peau par le tibia persiste seul. Les mouvements volontaires ont une amplitude de 12°. Nouveau bandage, le malade part à la campagne.

25 juin. — La malade rentre dans le service : l'orifice fistuleux interne laisse pénétrer le stylet à une profondeur de deux centimètres et demi, mais on ne rencontra ni séquestres ni portion d'os dénudé. Les mouvements ont la même étendue qu'au moment du départ pour la campagne. Crayon d'iodoforme dans le trajet fistuleux. Bains quotidiens. Friction du membre.

21 septembre. — La malade quitte définitivement le service. Les mouvements de l'articulation, tibio-tarsienne sont conservés dans leur complète intégrité.

OBSERVATION XVIII

Fracture de la malléole interne avec issue de la surface articulaire du tibia. — Réduction suture des fragments ; Drainage articulaire. — Guérison avec conservation des mouvements.

(Houzel : Gazette des hôpitaux, p. 146, novembre 1887).

X..... se présente au D‍r Houzel de Boulogne-sur-Mer, porteur d'une plaie au niveau de l'articulation du coude-pied. A travers cette plaie fait saillie la surface articulaire du tibia dont la malléole interne fracturée est restée à l'intérieur de la plaie et peut être sentie à travers les téguments.

Désinfection de la plaie articulaire avec une solution antiseptique ; après réduction de la facture, suture des deux fragments avec un fil d'argent. Contre-ouverture au côté externe

dè la jointuré. Drainage de l'articulation. Iodoforme, pansement de Lister et immobilisation du pied fléchi sur la jambe
dans une attelle plâtrée.

Le vingt troisième jour après la réduction, consolidation
parfaite de la fracture ; les mouvements de l'articulation sont
conservés dans leur totalité. Le fil d'argent n'a pas encore été
retiré sur la demande du malade qui le conserve sans aucune
sorte d'inconvénient.

La manière dont doit être fait le drainage est décrite
tout au long dans la première observation que nous
avons publiée. S'il s'agit d'ouverture de l'articulation
tibio-tarsienne consécutive à l'issue du tibia à travers
les téguments, c'est le cas le plus fréquent, on procé-
dera comme il suit. La plaie étant soigneusement
lavée avec une solution antiseptique forte, on pénètre
dans la jointure avec un stylet à travers la solution de
continuité des tissus, puis le stylet, traversant l'articulation de dedans en dehors et d'avant en arrière,
vient faire saillir les téguments au niveau du bord externe du tendon d'Achille. Une contre-ouverture est
faite sur ce point et un drain perforant est passé dans
le trajet ainsi établi. Le membre recouvert d'un pansement de Lister est ensuite immobilisé en bonne
position, c'est-à-dire le pied étant fléchi à angle droit
sur la jambe. Dans le cas où la plaie siégerait au
côté externe et en avant de la jointure, le drainage de l'articulation serait fait d'une façon analogue,
mais inverse, le drain perforant passant par la plaie

d'une part, et d'autre part par une incision faite en arrière de la malléole interne, toujours sur le bord du tendon d'Achille. Il faudra avoir soin en pratiquant cette ouverture de ménager les vaisseaux et les nerfs de la région.

Les résultats donnés par l'emploi du drainage dans les cas de plaies ouvertes du coude-pied sont peu connus ; la résection et l'amputation ont été souvent pratiquées ainsi que le démontre le petit nombre d'observations que nous avons pu réunir. Néanmoins, les deux cas que nous rapportons sont une preuve manifeste que la conservation d'un membre utile c'est-à-dire ayant conservé les mouvements, peut être tentée par l'emploi combiné du drainage articulaire et des procédés antiseptiques.

ARTICULATION DE L'ÉPAULE

Les plaies articulaires de l'épaule sont rares, par suite des muscles épais qui forment enveloppe et la protègent contre les agents du dehors. Quelquefois elles résultent de l'action de corps contondants ou d'instruments tranchants, ayant déterminé l'ouverture de la capsule articulaire, souvent aussi, elles sont produites par des coups de feu et sont la conséquence de pénétration de la jointure par une épée ou une baïonnette.

Dans les cas de plaies ouvertes de l'épaule, si les surfaces articulaires ont été respectées, si les vaisseaux et les nerfs n'ont pas été intéressés et que l'articulation ne soit pas trop largement ouverte, ce sera le cas de recourir au drainage articulaire. Il faudra profiter de l'ouverture accidentelle de l'articulation et assurer le libre écoulement des liquides, en faisant une incision dans le point le plus déclive de la poitrine. Or, comme ordinairement la plaie siège à la partie antérieure de l'épaule, il faudra pratiquer une contre-ouverture vers la partie opposée de la capsule et l'incision se trouvera ainsi faite sur le bord postérieur du muscle deltoïde. Deux drains introduits l'un par la plaie, l'autre par la contre-ouverture seront destinés à évacuer les liquides épanchés dans l'article.

Nous rapportons ci-joint la seule observation de plaie de l'épaule traitée par le drainage articulaire. Le malade qui en fait l'objet a bénéficié de la conservation d'un membre utile, c'est-à-dire dans lequel les mouvements ont persisté. Ce seul cas ne peut évidemment pas nous fournir des données certaines nous permettant d'affirmer la valeur de ce traitement, mais en raisonnant par analogie et en voyant ce que donne le drainage pour les autres articulations nous pouvons admettre que pour l'articulation scapulo-humérale, les résultats doivent être essentiellement favorables, en raison même de la disposition anatomique de cette articulation.

6

OBSERVATION XIX

*Plaie contuse de l'épaule. — Ouverture de l'articulation. —
Drainage. — Guérison avec conservation des mouvements*

(Houghton : *Lancet*, 9 novembre 1878.)

Le 15 juillet 1878 un enfant J. D....., travaillant dans une
carrière de pierres fut accidentellement frappé à l'épaule
avec une barre de fer à extrémité mousse. Transporté à
l'hôpital on nota en l'examinant une plaie située en arrière
de l'acromion à la partie postérieure de l'articulation
de l'épaule. Cette plaie était irrégulière et avait une
longueur de plusieurs centimètres. En introduisant le doigt
avec précaution, on notait une ouverture de la capsule articulaire permettant le passage de l'extrémité de l'index, et
lors de mouvements communiqués au bras, la tête humérale
venait s'appliquer sur la capsule et faire hernie à travers
cette sorte de boutonnière. La plaie fut désinfectée à l'aide
d'une solution phéniquée, des injections antiseptiques furent
faites et après suture des lèvres de la blessure on appliqua un
tampon de lint. Le membre fut immobilisé et le repos le plus
absolu recommandé au malade.

Le 16 : Température : 37°5 ; pouls : 89. Le soir le thermomètre donnait 38°4 et le malade se plaignait de douleurs ressenties au niveau de l'article.

Le 17, après une nuit sans repos, la température s'était
maintenue à 38°5, la langue était saburrale et le pouls
était de 80.

Un purgatif fut prescrit, le pansement souillé par un peu
de sérosité purulente fut fait à nouveau et le membre fut
maintenu immobile au moyen d'une attelle plâtrée. Malgré
cela, à 9 heures du soir de vives douleurs étaient ressenties
par le malade, la température était montée à 39°2 et le pouls

était de 110 : le pansement était en outre entièrement traversé.

Le 18, en enlevant le pansement on constata la présence
d'un abcès : on l'incisa et après avoir vidé la cavité articulaire et l'avoir lavée avec une solution phénique on plaça un
drain traversant l'articulation d'arrière en avant après avoir
fait une contre-ouverture à la partie supérieure de l'épaule.
Dans le milieu de la journée le malade se sentait mieux et
la température fut le soir 39°1.

Le 19, la température était tombée à 38°6, la langue s'était
nettoyée et le malade avait passé une bonne nuit sans souf-
france.

A partir de ce jour la plaie devint granuleuse : peu à peu
l'état général s'améliora. Dès le quatrième jour le drain fut
enlevé et la semaine suivante la plaie marchait rapidement
vers la cicatrisation.

Le 17 août elle était totalement cicatrisée, l'enfant avait
conservé l'usage de son membre et les mouvements de l'articulation s'exécutaient librement.

ARTICULATION DU COUDE

Les plaies du coude sont plus fréquentes que celles
de l'épaule : elles sont aussi plus graves par suite de
la difficulté de désinfecter la jointure et d'établir un
drainage suffisant pour l'écoulement des liquides épanchés dans l'articulation. Tantôt, l'ouverture de l'article résulte de fracture ou de luxation compliquée ;
d'autres fois, elle est la conséquence d'une plaie contuse, souvent enfin elle est produite par un coup de
feu.

A dire vrai, les tentatives de conservation dans les cas de plaies du coude, ont été rarement faites par suite de lésions graves, telles que : fracture concomitante ou écrasement des surfaces articulaires qui accompagnent assez souvent la pénétration de la jointure. Dans ces cas, l'amputation ou la résection s'imposent au chirurgien. Néanmoins, dans les cas bénins, c'est-à-dire lorsque les surfaces articulaires sont intactes et que seule la synoviale a été lésée, le drainage pourra, croyons-nous, être avantageusement employé, et les malades pourront, comme dans les trois cas que nous publions, bénéficier de la conservation des mouvements de l'articulation ouverte.

OBSERVATION XX (Inédite)

Plaie contuse du bras et de l'avant-bras gauche. — Ouverture de l'articulation. — Drainage. — Guérison avec conservation des mouvements.

(Observation communiquée par M. Chandelux).

Le *2 octobre 1885*, à 11 heures du soir, François Décroix, voiturier, 46 ans, conduisant une voiture lourdement chargée tomba de son siège, et la roue passa successivment sur l'avant-bras puis sur le bras en suivant un trajet oblique. Un traumatisme grave s'ensuivit ; malgré une hémorrhagie abondante qui se produisit, le malade ne perdit pas connaissance. Il put même faire encore cinq kilomètres à pied en conduisant sa voiture et reçut au Bois-d'Oingt les premiers sóins consistant en lavages de la plaie avec un liquide astringent et hémostatique : un pansement provisoire fut fait avec des compresses imbibées de teinture d'arnica diluée dans de l'eau.

Le lendemain, le malade entre à l'Hôtel-Dieu, salle Saint-Pierre, n° 14, douze heures après l'accident et se présente à nous dans l'état suivant : Vaste plaie contuse et à lambeau occupant le tiers supérieur de l'avant-bras et plus de la moitié inférieure du bras. Cette plaie siège sur la face postérieure du bras et au niveau du bord externe ainsi que sur la face externe de l'avant-bras. Elle est représentée par une perte de substance médiane et longitudinale qui vers la partie inférieure du bras se bifurque en Y : l'une des branches se dirigeant vers l'épicondyle, l'autre contournant la face postérieure du bras et arrivant jusqu'à l'épitrochlée qu'elle dépasse en bas. A l'avant-bras, la plaie est moins étendue et moins profonde, elle est limitée aux téguments qui sont éraillés sans être divisés, alors qu'au bras les muscles sont parliellement dilacérés. Au niveau de l'épicondyle on aperçoit une déchirure de la capsule articulaire assez large pour permettre le passage du petit doigt. Un stylet introduit par cet orifice vint sortir au niveau de l'épitrochlée : les os ne sont pas lésés. Les mouvements de la main et de l'avant-bras sont encore possibles, mais l'annulaire et l'auriculaire s'étendent plus difficilement, cependant ils peuvent se fléchir. La sensibilité est diminuée dans ces deux doigts.

En présence de ces lésions le traitement fut le suivant : Lavages de la plaie avec une solution phénique à 25 O/O. Drainage de tous les culs-de-sac formés par les lambeaux musculaires et cutanés, enfin un drain en séton fut passé sous le ligament antérieur de l'articulation huméro-cubitale en avant de la trochlée, de l'orifice existant au niveau de l'épicondyle à celui siégeant au voisinage de l'épitrochlée. Pansement antiseptique recouvrant la plaie.

La température resta élevée jusqu'au 16 novembre dépassant

plusieurs fois 39° et oscillant généralement entre 38° et 38°4. jusqu'à ce jour le pansement avait été renouvelé six fois : un abcès s'était formé à la partie postéro-supérieure de l'avant-bras en arrière de l'olécrane, et avait nécessité le 30 novembre un débridement assez large. A partir du 16 novembre la température redevint normale et la cicatrisation marcha rapidement. Pendant toute la période fébrile et malgré la suppuration, le drain articulaire fut toujours bien supporté, et les mouvements de flexion et d'extension de l'avant-bras s'exécutaient normalement.

Le 22 novembre les drains sont enlevés et quelques lambeaux sphacélés des téguments se détachent.

Jusqu'à cicatrisation définitive de la plaie obtenue fin janvier, les pansements furent faits avec de la vaseline boriquée : les bourgeons charnus exubérants étaient chaque fois réprimés avec le crayon de nitrate d'argent.

Le 5 février, le malade est guéri : la cicatrice linéaire dans sa portion supérieure s'étend en surface du côté de l'avant-bras : elle est régulière, sans brides et n'adhère que faiblement aux parties profondes. Les mouvements sont presque totalement conservés : ceux de pronation et de supination sont normaux ; la flexion s'exécute presque aussi normalement qne du côté sain. Seule l'extension n'est pas aussi complète, ce qui tient à la cicatrice : l'avant-bras peut être mis dans le prolongement de l'axe du bras et forme avec lui un angle de 15° environ. Dans les différents mouvements qu'on fait exécuter, on perçoit des craquements assez nombreux, les uns se passent dans l'articulation huméro-radiale lors des mouvements de pronation et de supination, les autres se produisent dans l'articulation huméro-cubitale.

Comme il existe un peu de laxité articulaire, on peut à volonté les rendre moins nets en exerçant une traction sur la main, ou au contraire augmenter leur intensité en refoulant l'une contre l'autre les extrémités osseuses qui entrent dans la constitution de l'articulation du coude. Malgré cette laxité, on ne constate aucun mouvement de latéralité.

L'annulaire et l'auriculaire sont légèrement fléchis (à
25 degrés environ) sur la face palmaire. La sensibilité est
partiellement revenue et leurs mouvements s'exécutent bien
sauf l'extension qui n'est pas tout à fait complète. Peut-être
cette flexion est-elle la conséquence de la désinsertion partie'le des attaches de l'extenseur commun à l'épicondyle qui
a permis aux fléchisseurs d'avoir pendant longtemps une
action prépondérante. Malgré la lésion du nerf cubital qui
consistait non pas en une déchirure, mais en une simple
contusion en distension, la flexion volontaire de ces doigts a
toujours été possible.

La lecture de cette première observation nous indique la manière dont doit être pratiquée le drainage.
Dans le cas où la plaie pénétrante de l'articulation
siège au côté externe, comme c'était le cas chez le
malade de M. Chandelux, après l'avoir soigneusement
désinfectée et agrandie s'il est nécessaire, on pratique
une contre-ouverture sur le côté interne au niveau de
l'épitrochlée : un drain en séton est introduit dans le
trajet passant derrière la partie antérieure de la capsule et en avant de la trochlée humérale. Si, au
contraire, la plaie se trouvait au côté interne de l'articulation, le drainage serait fait d'une façon analogue
mais inverse, et le drain perforant passerait, d'une
part, par l'ouverture accidentelle de la jointure, et,
d'autre part, par une incision pratiquée au niveau de
l'épicondyle. L'avant-bras devra être maintenu en
demi-flexion sur le bras et en demi-pronation à l'aide

d'une attelle appliquée sur le pansement. Cette position empêchera que le drain ne soit comprimé par la partie antérieure de la capsule articulaire.

Le drainage fait comme nous venons de l'indiquer, nous paraît suffisant à assurer l'écoulement des liquides de l'articulation, et le malade chez lequel M. Chandelux l'a établi, a conservé l'intégrité des mouvements dans le coude intéressé.

OBSERVATION XXI.

Luxation compliquée du coude. — Réduction et drainage.
— Guérison avec conservation des mouvements

(Rivington. *Lancet*, 23 juillet 1887).

Charles B..., 28 ans, entre à l'hôpital de Londres, le 12 juillet 1886. Quelques heures auparavant, il était tombé d'un échafaudage. Dans sa chute, son coude droit vint heurter le sol, et une luxation compliquée en fut la conséquence. A son entrée, on note à la partie postéro-interne de la jointure une large plaie contuse : le muscle triceps était détaché de ses insertions à l'olécrâne, et le nerf cubital était à nu sur une longueur de plusieurs centimètres. Le condyle interne était écrasé, et les deux os de l'avant-bras déplacés en arrière étaient visibles à travers les lèvres de la plaie. Pas de choc traumatique. Température, 38° 4,

Le 13. — On élargit sous le spray la blessure, en agrandissant la plaie à la partie interne du bras. Le triceps fut suturé et on fit passer un drain transversalement après qu'une contre-ouverture eut été faite au côté externe de l'articulation. On ne toucha pas au nerf et le membre fut immobilisé au moyen d'une attelle angulaire.

Le 14. — La plaie paraît bien aller ; la sensibilité de la main est amoindrie, celle du petit doigt et de la face interne de l'annulaire a totalement disparu.

Le 9 septembre. — La plaie continue à se cicatriser : les mouvements de l'articulation s'exécutent facilement.

Le 4 octobre. — On note une atrophie légère du coude ; gonflements de l'avant-bras et de la main. Les mouvements d'extension, de pronation et de supination sont limités et s'exécutent difficilement.

Le 13 octobre. — Le malade quitte le service ; il fléchit très-bien son coude et l'étend d'une manière incomplète : les mouvements de pronation et de supination sont toujours très-restreints.

Le 19 novembre. — Le malade est rentré dans le service : par suite des lésions de son nerf cubital, la sensibilité était abolie dans toute la sphère de son innervation. On fit la résection de toute la portion du nerf qui avait été dénudée, et on en pratiqua la suture. Puis, comme les mouvements d'extension du coude de même que ceux de flexion et d'extension du poignet étaient limités, l'infirmier du service fut chargé d'en communiquer au membre en même temps qu'on lui recommanda d'électriser le malade.

Le 21 avril 1887. — Les mouvements de l'articulation du coude et de celle du poignet s'exécutent très-bien, les mouvements de pronation et de supination sont toujours fort limités. La sensibilité totale est revenue, et le malade, faisant valoir l'utilité de son retour chez lui, et se déclarant satisfait, sortait de l'hôpital porteur d'un membre ayant conservé l'intégrité presque absolue de ses mouvements.

OBSERVATION XXII

*Luxation du coude avec ouverture de l'articulation. — Drai-
nage articulaire. — Guérison avec conservation des
mouvements.*

(Bobeck, Wiener Medizinische Presse 1887).

———

Le 3 septembre 1886 je fus appelé à Krasie où le nommé
A. H.., était tombé sur la main gauche de la hauteur d'un
deuxième étage. Après l'avoir débarrassé de sa chemise, je
constatait aussitôt que les deux condyles de l'humérus faisant saillie au niveau du coude après avoir perforé les téguments. Malgré une première tentative, il me fut impossible
de réduire la luxation, je me contentais de saupoudrer la plaie
d'iodoforme et j'envoyai chercher en ville les pièces nécessaires au pansement. Plus tard aidé de M. K., je fis une
nouvelle tentative de réduction et nous fûmes assez heureux
pour l'obtenir sans trop de difficultés. La plaie articulaire
longue d'environ cinq centimètres fut drainée puis suturée et
le coude maintenu dans l'immobilité à l'aide d'une écharpe et
de bandes. Il s'était écoulé deux heures depuis l'accident. Les
suites en furent tout à fait simples et devant l'absence de
suppuration les drains furent enlevés dès le troisième jour.
Pendant un mois il persista du gonflement de l'articulation
du coude remontant en haut jusqu'au milieu du bras et attei-
gnant en bas la partie moyenne de l'avant-bras. Au bout de
ce temps le membre fut placé dans un appareil destiné à lui
faire exécuter des mouvements. La mobilité de l'avant-bras
sur le bras difficile au début, s'effectua bientôt plus facilement
et aujourd'hui 8 septembre le malade se sert de son coude
gauche avec autant d'aisance que de celui du côté opposé
pour exécuter les mouvements de flexion et d'extension : il a
du reste repris les occupations ordinaires de son métier.

Pendant toute la durée du traitement les pansements ont été faits avec des solutions de sublimé à 1 et à 1/2 pour cent. Je me suis servi de ces solutions fortes par ce que avant mon arrivée la plaie avait été lavée avec de l'eau de fontaine et entourée de linges qui certainement n'étaient pas aseptiques.

On le voit, l'emploi du drainage peut donner d'excellents résultats dans les luxations compliquées d'ouverture de la jointure ainsi que le démontrent les deux observations ci-dessus. D'ailleurs, on trouve des exemples frappants des bénéfices que les malades peuvent retirer du drainage articulaire, en voyant les heureux résultats que l'on obtient dans le cas de luxations anciennes et irréductibles en drainant l'articulation après syndesmotomie et réintégration des surfaces articulaires. Alors, en effet, les malades ont récupéré les mouvements dont leur articulation était privée depuis de longs mois.

ARTICULATION DU POIGNET.

Les plaies ouvertes du poignet malgré le petit volume de la région affectée sont graves : le pus envahit facilement les cavités de l'articulation et ne peut être que difficilement évacué ou entraîné par des injections. Souvent, par suite de cette difficulté d'élimination le pus fuse le long des gaînes tendineuses de la paume de la main ou se fraye une voie dans les interstices des muscles de l'avant-bras et menace le blessé à la fois d'une destruction locale des tissus et d'une infection septique générale. Dans les cas peu graves, c'est-à-dire lorsque seule la synoviale aura été intéressée, les surfaces articulaires étant intactes, on pourra tenter le traitement conservateur en mettant à profit les avantages de la méthode antiseptique et du drainage. Peut-être, croyons-nous, deux incisions faites sur la face dorsale de la région avec contre-ouverture à la face palmaire et pratiquée l'une sur le bord interne du poignet depuis l'apophyse styloïde du cubitus au pisiforme, l'autre sur le bord externe, de l'apophyse styloïde du radius au trapèze pourraient-elles assurer un écoulement suffisant des liquides des culs-de-sac interne et externe de la synoviale du poignet. Il faudra, en pratiquant cette dernière incision avoir soin de ménager l'artère radiale.

Malgré nos recherches nous n'avons pu trouver d'observations dans lesquelles on ait fait le drainage de l'articulation radio-carpienne dans le cas de plaies pénétrantes du poignet, aussi ne pouvons-nous nous prononcer sur les résultats que donnerait ce mode de traitement. Du reste, la gravité particulière de ces plaies explique suffisamment pourquoi la résection articulaire ou l'amputation ont été plus souvent mises en usage par les chirurgiens que les tentatives de conservation.

CONCLUSIONS

Nous pouvons résumer notre travail dans les propositions suivantes :

1° Les plaies articulaires dont les auteurs anciens étaient unanimes à proclamer la gravité sont devenues relativement bénignes depuis l'apparition et l'application de la méthode antiseptique. L'amputation pratiquée autrefois par les chirurgiens d'une manière systématique ne l'est plus aujourd'hui que dans des cas exceptionnels et a fait place au traitement conservateur.

2· Considéré à ce point de vue, l'emploi combiné du drainage articulaire fait d'une façon méthodique et des procedés antiseptiques a donné d'excellents résultats. Non seulement le malade peut guérir avec conservation du membre, mais encore en conservant les mouvements de la jointure ouverte, malgré la suppuration de l'article et un séjour prolongé des drains dans l'intérieur de la synoviale.

3° Le chirurgien doit compter sur la guérison avec conservation des mouvements si la plaie n'a pas été infectée et si les surfaces articulaires n'ont pas été gravement intéressées. Il peut encore l'espérer dans les cas de suppuration récente de l'articulation après désinfection rigoureuse et lorsqu'il a assuré par un drainage méthodique l'écoulement du pus au dehors. Mais, il est évident que, dans ces cas, le succès au point de vue du fonctionnement ultérieur du membre est bien moins certain.

4° Dans le cas où l'articulation ouverte est depuis longtemps déjà le siège de suppuration, si les surfaces articulaires sont légèrement intéressées, la conservation du membre en faisant usage du drainage articulaire pourra encore être tentée. Le plus souvent dans ces conditions la guérison sera obtenue au prix d'une ankylose. Le chirurgien devra alors surveiller attentivement l'état général du malade, et interroger avec soin la courbe thermométrique, et se tenir prêt à intervenir par l'amputation dans le cas où l'état général viendrait à s'aggraver et si la température se maintenait élevée.

INDEX BIBLIOGRAPHIQUE

ANDREWS. . . . . Plaies des articulations (*Encyclopédie internationale de chirurgie*, t. IV, 1885).

BÆCKEL, J.. . . . . . . Chirurgie antiseptique, 1882.

BÆCKEL, J. . . . . . . Résultats du pansement à l'iodoforme pendant les années 1882 et 1883, (*Gazette médicale de Strasbourg*, n° 8, 1884).

BAIZEAU . . . . *Bulletin de la société de chirurgie*, t. IX, 2me série.

BELL. . . . . Traité des plaies, trad. française. Paris, 1825.

BLANCHET. . . . . . . Diverses considérations sur les plaies pénétrantes des articulations. Thèse de Paris, 1874.

BLOT. . . . . De l'arthrite suppurée du genou et de sa guérison possible, avec conservation des mouvements. (*Arch. génér. de médecine*, 1865).

BONNET. . . . . Traité des maladies des articulations, 1845.

BOYER P . . . . Traité des maladies chirurgicales, t. III.

CHASSAIGNAC . . . . . Traité de la suppuration.

7

Champenois. . . . . .   Plaies pénétrantes du genou, traitées par la conservation. (*Mémoire de la société de chirurgie*, 1872, 3me série, t. i).

Chauvel et Bousquet .   Art. Pansement du Dictionnaire encyclopédique des sciences médicales, t. xx.

Chenet. . . . .   Considérations sur les plaies de l'articulation tibio-tarsienne. Th. de Paris, 1873.

Cuignet . . . .   Plaie pénétrante du genou par coup de feu. Guérison. (*Recueil de médecine militaire*, 1872, p. 588).

Coustan . . . .   De la conservation des membres dans les cas de plaies pénétrantes des articulations. (*Recueil de médecine et de chirurgie militaires*, 1876).

. . . .   Discussion sur les plaies des articulations par Verneuil, Legouest, Bichet. (*Bullet. de la société de chirurgie*, 1866).

Durand . . . .   Considérations sur le traitement des plaies articulaires par la méthode antiseptique. Th. de Paris, 1879.

Follin et Duplay. . .   Traité élémentaire de pathologie externe, t. III.

Guérin, J. . . . . . .   Mémoire sur les plaies sous-cutanées des articulations. (*Gazette médicale de Paris*, 1840).

Hancock. . . . . . .   Luxation compliquée du genou ; guérison avec conservation des mouvements. (*Médical Times and Gazette*, 1872).

Hunter. . . . .   Leçons sur les principes de chirurgie, t. I. Trad., de Richelot.

Jalaguier. . . . . . .   De l'arthrotomie. Thèse d'agrégation, Paris, 1886.

Jamin et Terrier. . .   Traité de pathologie chirurgicale, t. II.

Larrey. . . . .   Clinique chirurgicale, t. III.

Legouest. . . . . . .   Traité de chirurgie des armées.

Létiévant . . . . . .   Pansement antiseptique de Lister. (*Association française pour l'avancement des sciences*).

Lister. . . . . Œuvres complètes. Trad. de Borginon, Paris, 1882.

Lucas-Championnière . Chirurgie antiseptique, Paris 1876.

Mac-Cornac . . . . . Traité de chirurgie antiseptique. Trad. Lutaud, Paris, 1882.

Marchandé. . . . . . Traitement de l'arthrite suppurée par l'ouverture et le pansement antiseptique. Thèse de Paris, 1879.

Maunoury . . . . . . Chirurgie antiseptique à Edimbourg. (*Progrès médical*, 14 sept. 1876).

Monteil . . . . *Bulletin de la société de chirurgie*, t. VI, 2me série, 1869.

Nélaton . . . . Eléments de pathologie chirurgicale, t. II. Paris, 1847.

Nolle . . . . Considérations sur les plaies articulaires et leur traitement. Thèse de Paris, 1873.

Ollier. . . . . Art. Articulation du Dictionnaire encyclopédique des sciences médicales, t. VI

Ollier. . . . . Traité expérimental et clinique de la Régénération des os. Paris 1867.

. . . . Résection articulaire et pansement antiseptique. *Revue mensuelle de Médecine et Chirurgie*. T. IV, 1880.

Otis . . . . Histoire de la guerre de Sécession.

Panas . . . . Art. Articulation du Dictionnaire de Médecine et Chirurgie, T. III.

Poinsot . . . . Intervention dans les luxations compliquées du coup de pied. Paris, 1877.

Poulet et Bousquet. . Traité de Pathologie externe, T. I.

Rancke. . . . . Résultats obtenus à la clinique de Halle dans le traitement des plaies des articulations. (*Berlin, Klin, Wochens,* 27 août 1877).

Reclus. . . . . Manuel de Pathologie externe, T. I.

Reyher . . . . Antiseptiche und offene Wundlehandlung. (*Archiv. für Klin. Chirurgie,* Berlin, 1876).

Rochard . . . . Art. Pansement du Dictionnaire de Médecine et Chirurgie. T. XXV.

Sabatier . . . . Des Méthodes antiseptiques chez les
anciens et chez les modernes. Thèse
d'agrégation, Paris 1883.

Sedillot . . . . Plaies de l'articulation du genou. *(Bull.
de thérapeutique,* T. LXII, 1862).

Thomassin . . . . Luxations complètes du tibia en avant.
Thèse de Paris, 1866.

Vidal (de Cassis) . . . Traité de Pathologie et de Médecine opé-
rative, T. II.

Verneuil . . . . Pansement antiseptique. *(Bull. et Mém.
de la Société de Chirurgie,* 1879).

Volkmann . . . . Beitrage für Chirurgie ; Leipsig 1875.

Watson Cheyne . . . . La Méthode antiseptique. *(Encyclopédie
internationale de chirurgie.* T. II, 1887).

Lyon. — Impr. du Salut Public, rue de la République, 33.